がんで死ぬのはもったいない

中川恵一

GENTOSHA

はじめに

日本は、国民の2人に1人が、がんになる世界一のがん大国で、先進国のなかで唯一がん死亡が増え続けている国です。しかし、がんによる死亡はちょっとした知識と行動で避けることができます。

何より「がんを知る」ことがとても大事です。しかし、学校ではほとんど教えてくれませんから、自分で学ぶ必要があります。がんで命を落とさないためのポイントは、できるだけがんにならない生活習慣と、早期発見のためのがん検診の二段構えです。

世のなかには「検診を受けてがんが見つかれば、不必要な治療や手術をすることになる」「医師や病院が生命にかかわらないようながんまで見つけ出し、患者を苦しめている」と主張する人もいるそうです。確かに治療の必要のないがんもまれにあります。しかし、そんな例はごくわずかです。多くの場合、がんは早期の時期から1~2年のうちに確実に大きくなっていきます。

ほとんどのがんは早期に見つければ9割方治るのです。検診に行かず、あるいは検診でがんを発見しても放置してしまい、その結果、がんが進行して命を落とすようなことになれば、これほどもったいない話、残念なことはありません。

また、たとえがんだといわれても、あわてる必要はありません。がんといっても千差万別で、1つとして同じがんはありません。ですから、できるだけ情報を集めて、自分に合った治療法を選ぶことが大切です。そして、仮に完治する可能性が低い場合でも、からだや心の痛みを取り除く「緩和ケア」で、普段の生活を続けることができます。

この本が、がんに正しく向き合うための道しるべになれば幸いです。

がんで死ぬのはもったいない／もくじ

第3章 がんとつきあう

第4章 がんを治す

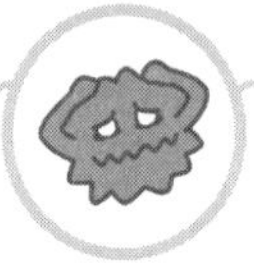

第5章 がんに立ち向かう

装幀◎石間淳　DTP◎美創
装画・本文イラスト◎千野エー　編集協力◎ヴュー企画
協力◎岡林秀明

第1章

がんを知る

1 日本は「世界一のがん大国」

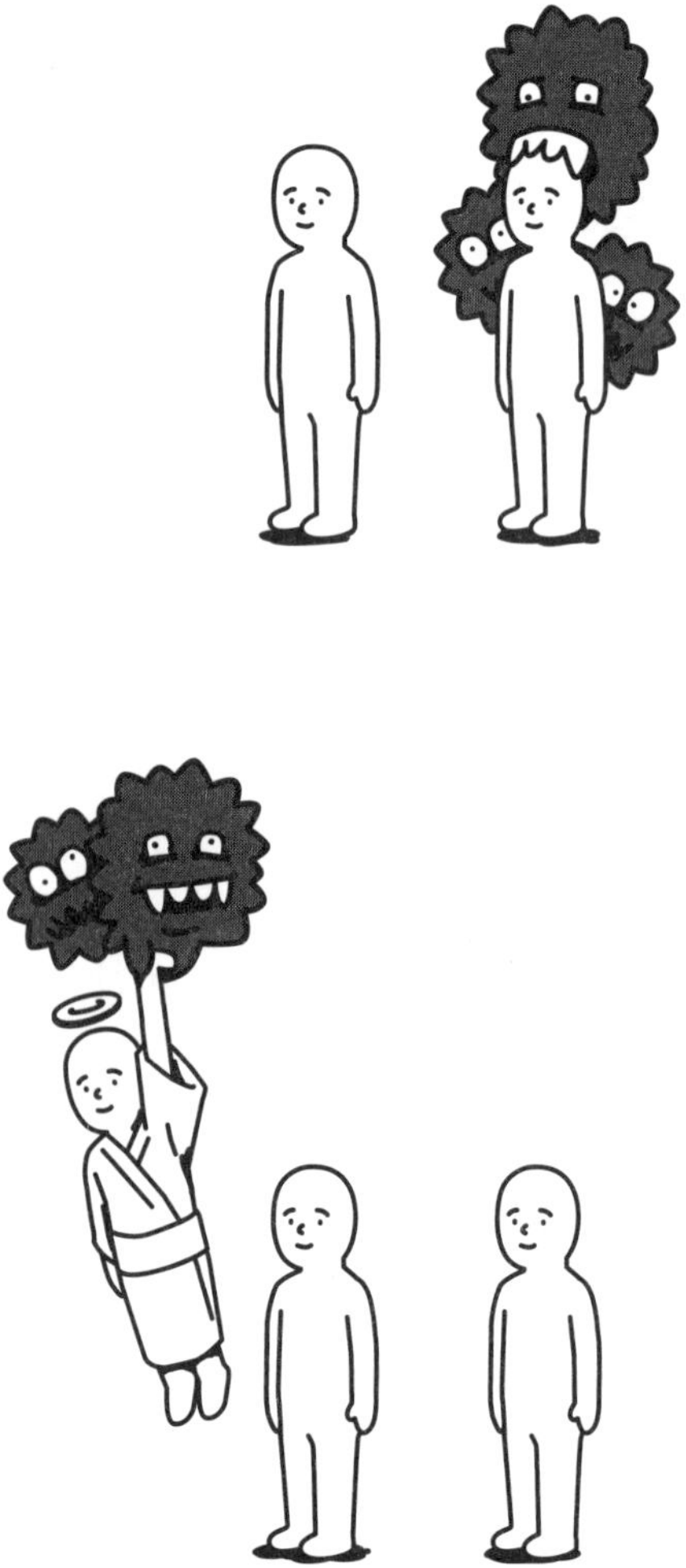

「日本人の2人に1人が、がんになり、3人に1人が、がんで亡くなる」と聞いても、なかなか実感がわかないかもしれません。もし日本を生徒数30人の小さな学校だとしたら、今は皆、元気に生活していますが、将来、そのうちの15人が、がんになり、10人が、がんで命を落とすことになります。

それだけ、がんは身近な病気となりました。厚生労働省によると、2011年の日本の死亡者数は約125万人で、このうち、がんによって亡くなった人は35万7000人強にのぼります。この割合は世界のどの国と比べても高く、日本は「世界一のがん大国」といっても過言ではありません。あなたの隣に座っていたクラスメイト、あるいは、あなた自身が、がんになる可能性が限りなく高いのです。がん患者の数は年々増加し、男性では胃がん、大腸がん、肺がんの順で多く、女性では乳がん、大腸がん、胃がんなどが目立ちます。日本人にとっての「最大の脅威」に対して、日頃から万全の備えをしておかなければなりません。

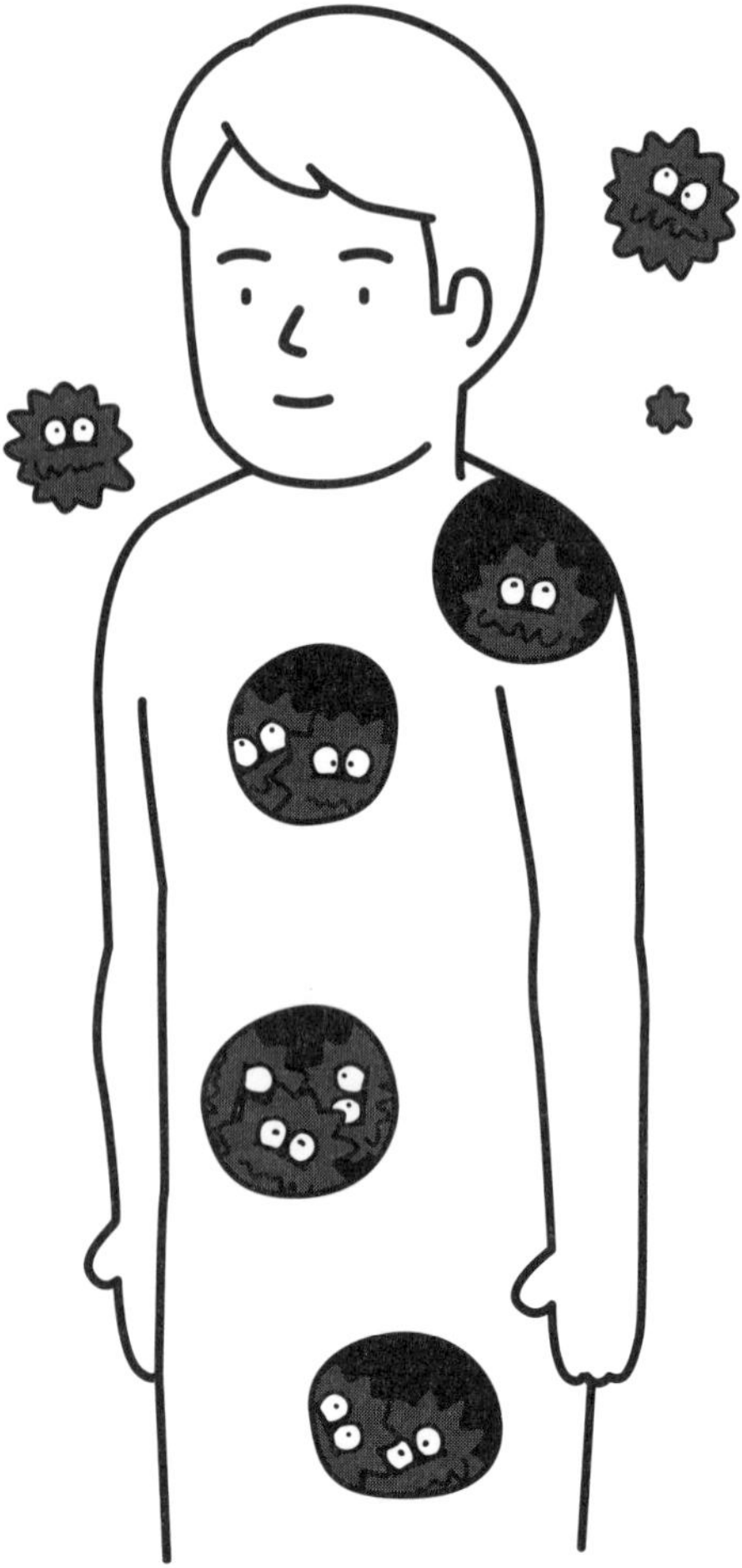

2 がんは、からだのなかのモンスター

長い間、日本人の死亡原因トップは結核でしたが、抗生物質の開発などで結核は激減、かわって脳血管疾患（脳卒中）が1位になり、1981年からは、がんがトップの座を占めています。がん患者の数や死亡率が急激に増えたことで、現代の病気のように思われていますが、エジプトのミイラに、がんが発見されたことでわかるように、古くから（おそらく原始時代から）あった病気です。古代ギリシャの医師・ヒポクラテスは、がんをカルキノス（カニの意味）と呼びました。彼はがんを、原因はわからないものの、人間のからだのなかにハサミを使ってやすやすと侵入し、肉をことごとく食べ尽くしてしまう邪悪なカニであると考えたのです。

実際、がんは、からだのなかに生まれたモンスター（怪物）です。しかも、相当に賢い。からだには、からだのなかにあるはずのないものを退治する免疫機能が備わっていますが、がん細胞は、そうした妨害をくぐりぬけて着々と自分の「領土」を増やしていく「ずる賢さ」を持っています。

3
健康な人でも、がん細胞は1日5000個もできる

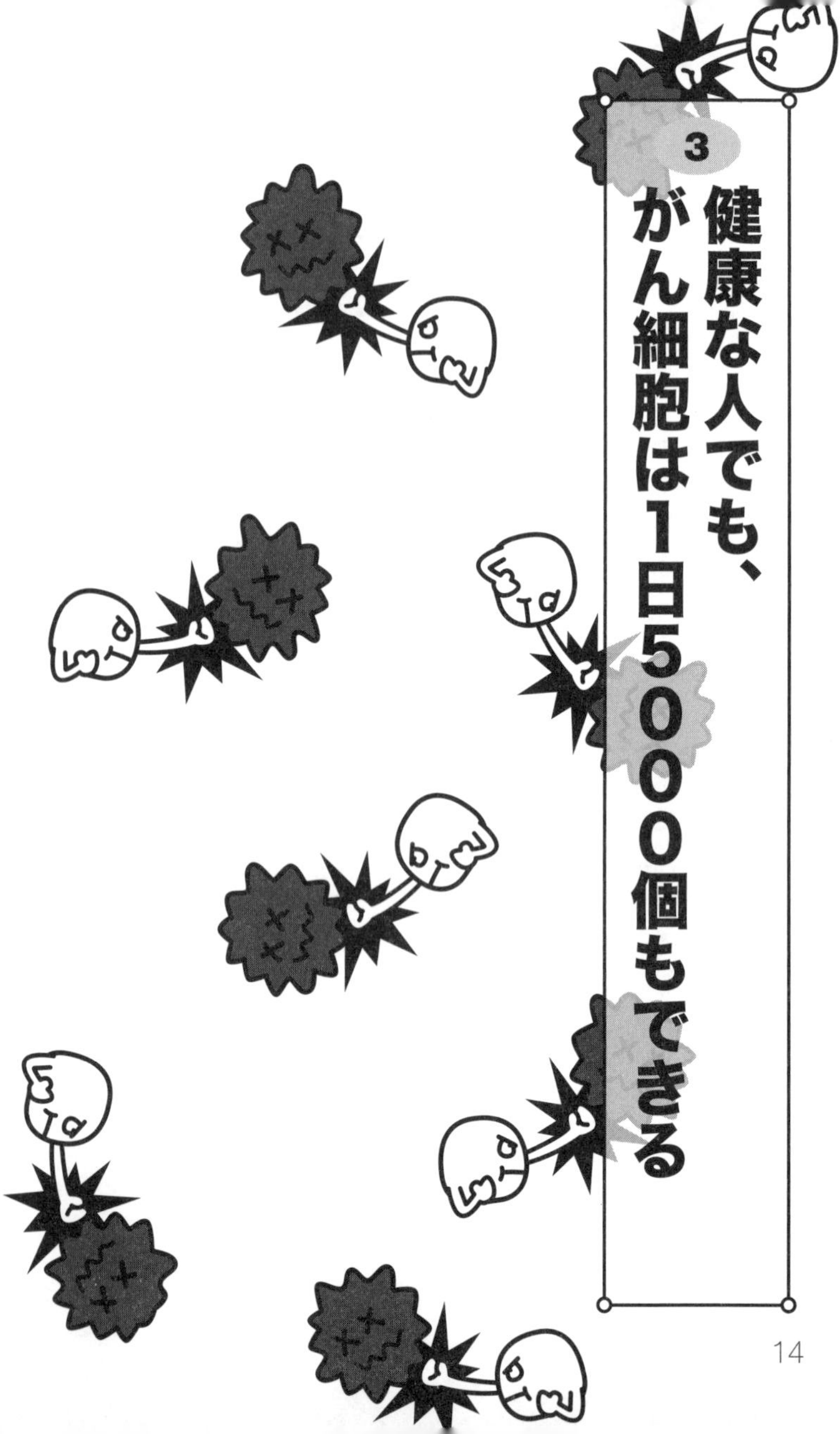

最近の研究では、がん細胞は健康な人のからだでも、1日5000個もできていることがわかっています。がん細胞ができると、からだを守る免疫細胞（リンパ球）がやってきて、がん細胞をやっつけます。

免疫細胞は、からだの外から侵入してきた「よそもの（異物）」を退治するのが役目です。がん細胞は、からだのなかでできますので、免疫細胞は、からだの一部と見なしてしまいがちですが、それでも、できたばかりのがん細胞をめざとく見つけては、素早く攻撃し、すべてをやっつけています。私たちのからだのなかでは毎日、がん細胞と免疫細胞の激しい闘いが繰り広げられているのです。

ところが、免疫細胞も万能ではありません。人間のからだは機械ではないので、時折、がん細胞を見のがしてしまうことがあるのです。5000個のうち1個でも生き残ると、そのがん細胞がもとになって増えていきます。1個の細胞が時間をかけて、がんへと成長していくのです。

4 がんは細胞のコピーミスで生まれる

私たちのからだのなかで、毎日、多くのがん細胞が生じています。なぜ、自分のからだを傷つけてしまうような、がん細胞が生まれるのでしょうか。

理由は細胞のコピーミスにあります。私たちのからだは60兆個の細胞でできています。細胞の寿命はマチマチですが、毎日、数千億個の細胞が死んでおり、減った分を補充しないと生きていけません。

死んだ細胞をおぎなうためには新しい細胞を生み出す必要があります。細胞の補充は細胞分裂というかたちでしか行えません。1個の細胞が2個以上の細胞に分かれ、増えていきます。細胞が2つに分裂するときには、からだの設計図である遺伝子をコピーしています。遺伝子をコピーして2セットつくり、分裂した2つの細胞に振り分けるわけです。

毎日数千億個の細胞が生まれているということは、それだけの回数のコピーが行われていることを意味しています。コピーの回数が多くなると、100万回に1回程度ですが、ミス（突然変異）が発生します。コピーミスした細胞は生きていく力が弱く、たいていはすぐに死んでしまいますが、ごくたまに非常に強力な「死なない細胞」が誕生します。これが、がん細胞です。遺伝子の突然変異が積み重なった結果、焼かれたり、栄養の供給が途絶えたりしない限り、死ぬことがない細胞が生まれたわけです。

世界中で、がんの研究に使われている「ヒーラ細胞」という培養細胞は米国のヘンリエッタ・ラックスさんの子宮頸《けい》がんから採取されたものです。ラックスさんは1951年に亡くなりましたが、ヒーラ細胞は現在も生きていて、世界各地の研究機関で使われています。がん細胞は、栄養を与え続ければ、永遠に生き続け、無限に増殖していくのです。

5
1センチの大きさになるまで10～20年かかる

がんがやっかいなのは自分のからだのなかで生じたものであることです。免疫細胞は「よそもの（異物）」をやっつけるのが仕事ですから、自分のからだのなかでつくられた、がん細胞を退治するのは本来の仕事ではありません。どうしても自分と同類のように見えてしまうのです。

仮に、他人のがん細胞を注射されたとしたら、免疫細胞が「よそもの」と見なし、たちどころに殺してしまいます。がん細胞は自分が生まれたからだのなかでしか生きていけないのです。ですから、がんが人から人へ「うつる」ことはありません。家族に、がん患者がいても、おおいにスキンシップを楽しんでください。

免疫細胞が見のがしたがん細胞は、1個が2個、2個が4個、4個が8個と倍々ゲームで増えていきます。がん細胞は死なないので、時間が経《た》てば経つほど、細胞の数は増えていきます。がん細胞1個の大きさは1ミリの10 0分の1しかありません。1センチの大きさのがんは10億個のがん細胞からなり、この大きさになるまで30回の細胞分裂が必要です。

がんの特徴の1つは検査で発見できる大きさになると急速に大きくなっていくことです。1つの細胞から1センチ大になるまで10～20年かかります。ところが、1センチのがんが4センチの進行がんになるのには細胞分裂を6回行えばいいので、2～4年しかかかりません（個人差があります）。さらに4センチのがんが8センチになるには3回の細胞分裂ですみますから、1～2年を要するだけです。つまり、がんは検査で見つかる大きさになるまでには長い時間がかかりますが、早期がんが進行がんへ育つのには、たいして時間がかからないのです。

6 年齢を重ねるにつれ、がんになる可能性は増える

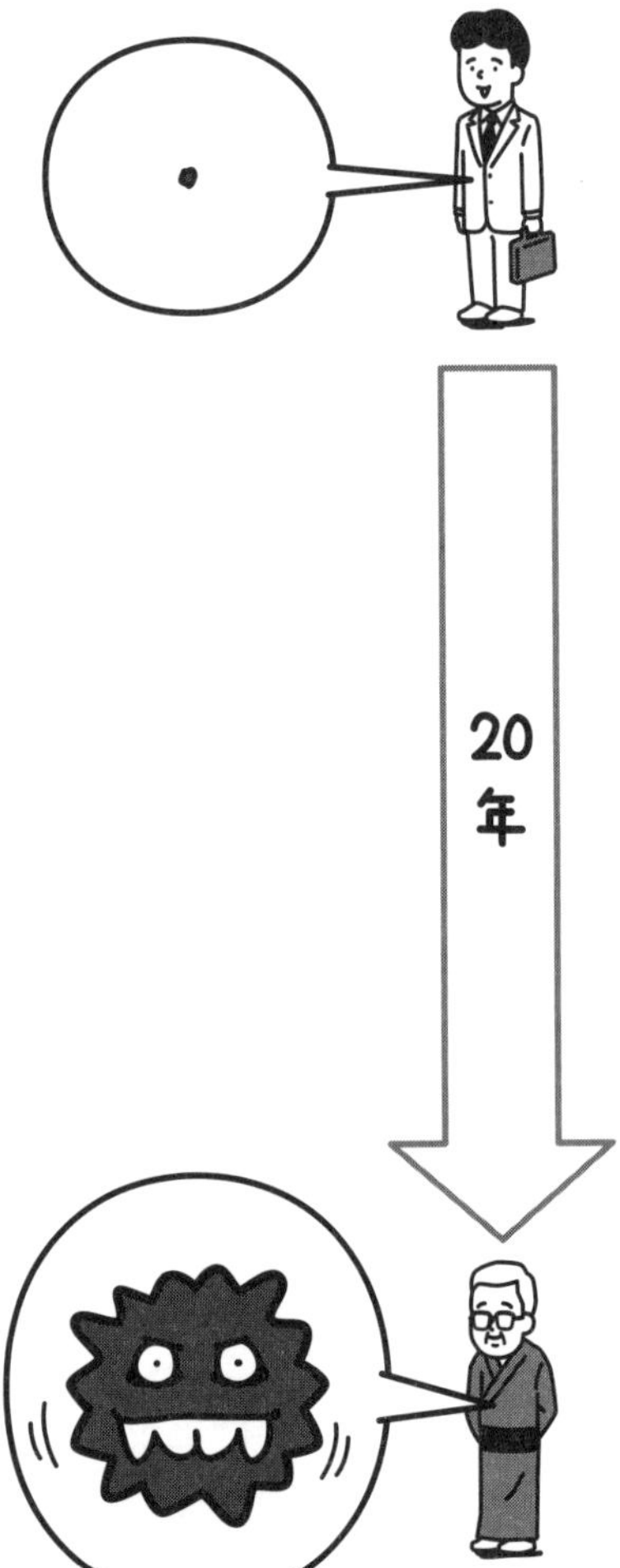

がんが1センチの大きさになるのに、乳がんでは15年、大腸がんでは20年以上かかります。

つまり、小児がんなどを除いて、がんは人間が長生きをしないとできない病気です。1センチ大が検査で発見できる最小限の大きさで、この大きさになって初めて、がんと呼べる病気であるといえます。

年齢を重ねると、DNAに傷が蓄積され、がん細胞が生じやすくなります。ひとことでいえば、がんは細胞・遺伝子の老化です。しかも、からだを守る免疫力のほうも年齢とともに衰えますから、がん細胞を見のがす可能性も高くなります。がんは高齢化の代償といえるかもしれません。

実際、がんは40歳代から多くなり、年齢を重ねるにつれ、増えていきます。時折「高齢者は、がんになりにくい」という「伝説」を耳にすることがありますが、まったく根拠はありません。80歳であろうが、90歳であろうが、年齢とともに患者数は増え続けます。

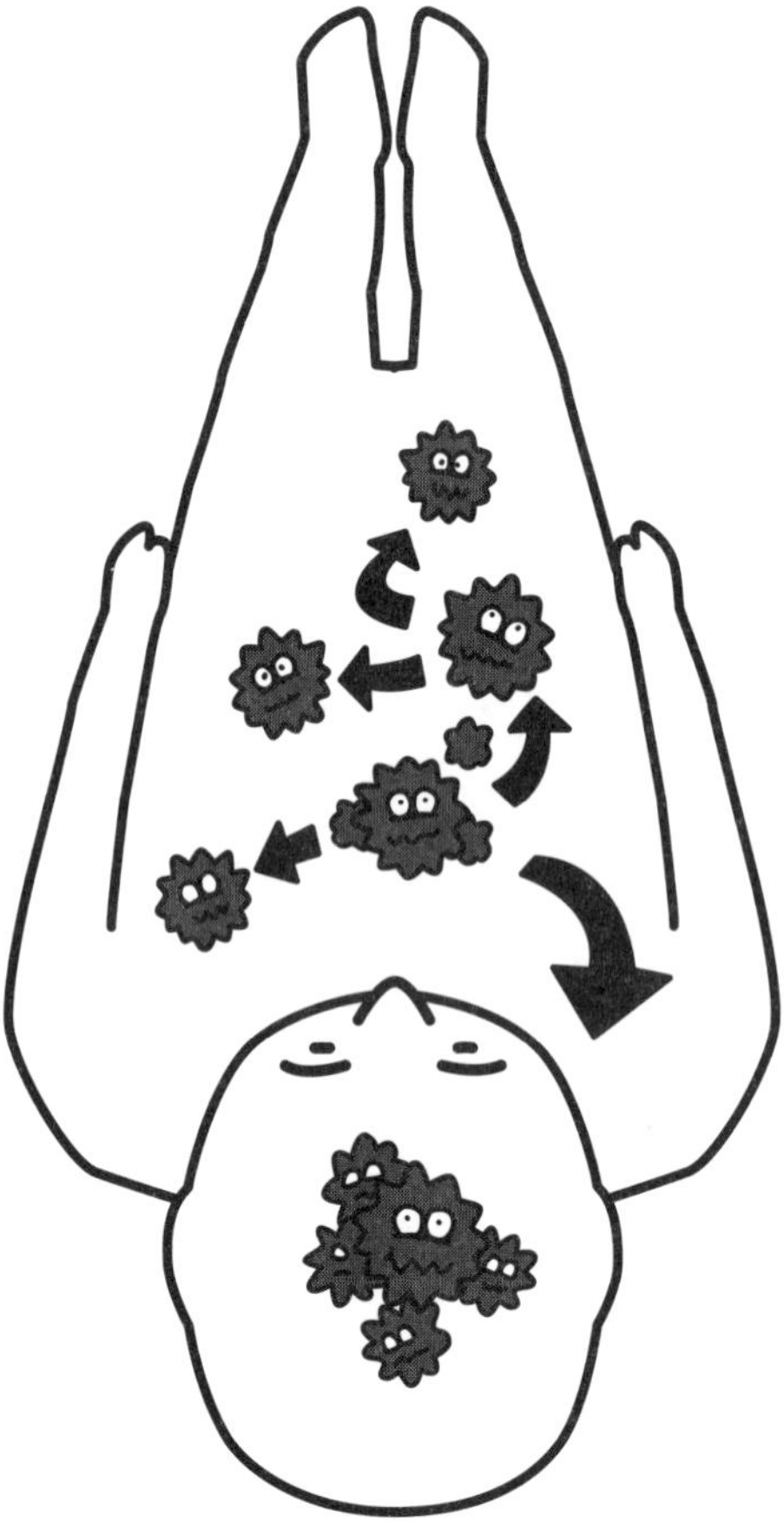

7 がんは、からだから栄養を奪い取る

がんのもう1つの特徴は、がんが大きくなると、血液のなかに入り込んで全身に転移していくことです。たとえば、乳がんの場合、がん細胞は乳房を好んでいますが、がんのかたまりが大きくなると栄養が行き渡らず、栄養不足に陥ります。

そこで、ある程度大きくなると、血液やリンパの流れを使って全身に転移し、ほかの臓器に「植民地」をつくろうとします。1カ所だけではありません。かつて世界中に植民地をつくった西洋諸国のように、からだのあちこちに新しいがんのかたまりをつくっていくのです。

がんは正常な細胞を養うための栄養を横取りしますので、がん患者は栄養失調に陥りやすい。がんになるとやせるのは、がんに栄養を奪われているからです。栄養失調や、がんによる慢性の炎症が体力を着実に消耗させ、がんで命を落とす原因になっています。もっとも、患者が死ねば、がんも死ぬしかありません。がんには一種の破滅願望があるのでしょうか。

8 がんは男性に多い

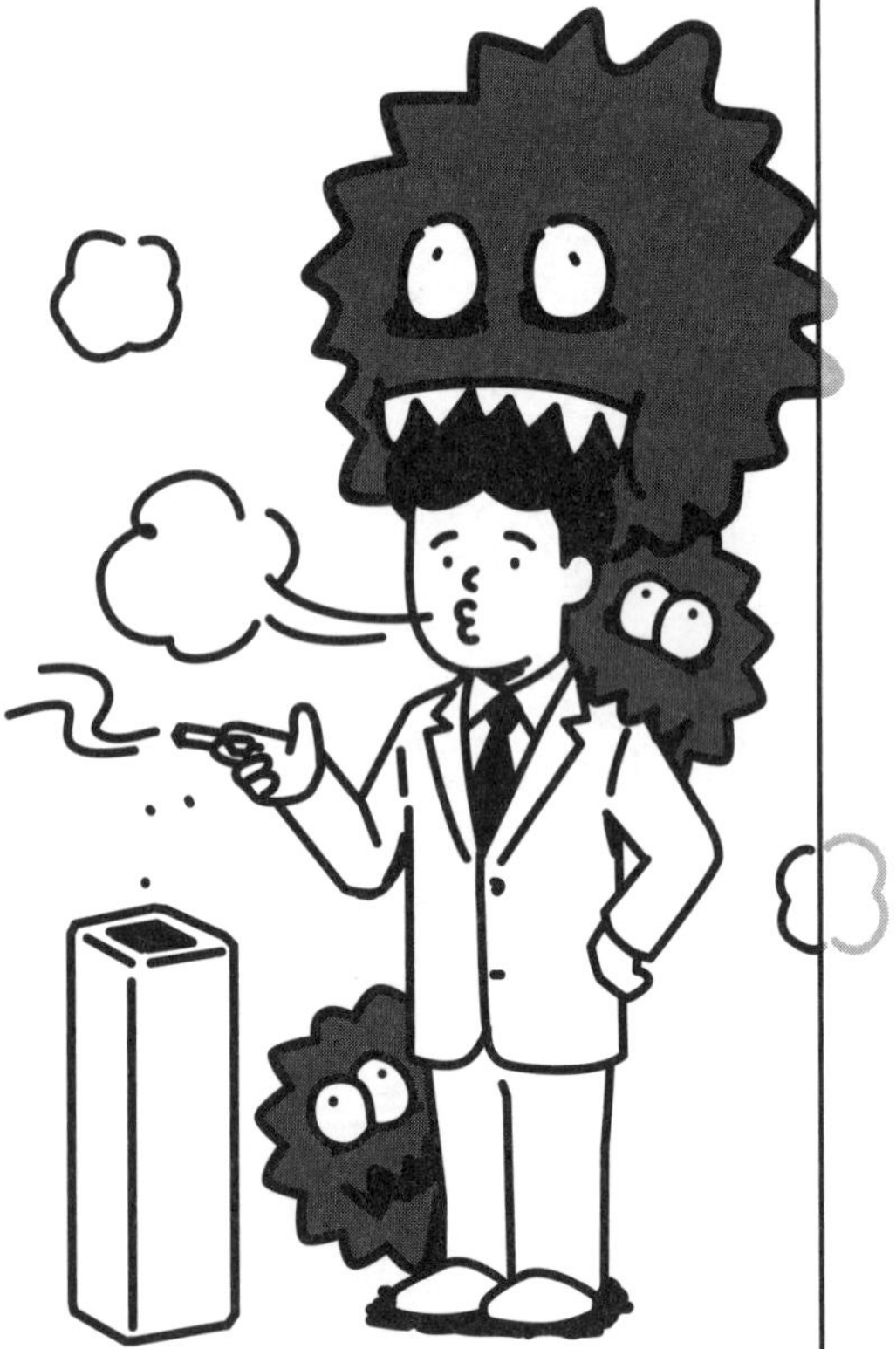

がん細胞は遺伝子のコピーミス（突然変異）によって生まれます。コピーミスを起こさせる直接の原因としてはウイルスや細菌、タバコ、放射線などがあげられます。

また、直接の原因ではありませんが、突然変異を起こしやすい環境をつくるものもあります。たとえば、塩分が多い食事をとると、胃の粘膜の細胞が刺激され、突然変異が生じやすくなります。

男性と女性を比較すると、がんは男性に多い病気だといえます。男性と女性のがんによる死亡率を比べると、男性のほうが1・5倍ほど多いのです。だからといって、男性が、がんになりやすい体質をしているわけではありません。ひとえに、男性の生活習慣に原因があります。特に喫煙は、がんを招きやすい。「世界からタバコが消えると、がんによる死亡者数は3〜4割程度減少する」ともいわれています。

9 がんで死なないための秘訣

がんで死にたい人はいません。できれば、がんにはなりたくない。仮にがんになったとしても、できるだけ自分に合ったラクな治療を選んで完治させ、長生きしたいと、だれしも考えます。

ただ、がんは簡単に勝てるような相手ではありません。がんになってから対策を考えていては間に合わない。がんになる前の元気なときに手を打っておかなければ、がんに打ち勝つことはできません。

がんで死なないための一番の解決法は、がんにならないことです。そのために、どうすればよいかを考えましょう。

がんの最大の原因は喫煙で、がんの原因の3割を占めています。そして、偏食、飲酒、運動不足などの生活習慣からくるものが3～4割程度。子宮頸がんや肝臓がんの原因となるウイルス、胃がんの原因となるピロリ菌の感染などが続きます。喫煙の習慣をやめ、食生活を改善し、細菌やウイルスを寄せつけない衛生的な生活を送り、適度な運動をすることで、がんになる確率を下げることができます。

ただし、がんになるリスクをゼロにすることはできません。どんなに健康的な生活を送っても、がんになる人もいる一方、どんなに不健康な生活を送っても、がんにならない人がいます。両者を分けるのは運・不運です。がんになる可能性をゼロにできない以上、早期発見して完治させることも考えておく必要があります。

がんは全体でも6割近くが治る時代となりました。早期がんであれば9割以上が完治します。早期発見の切り札は「がん検診」です。つまり、がんで死なないための秘訣《ひけつ》は「生活習慣を改める＋検診による早期発見」です。

10 個人の「がん対策本部」を立ち上げよう

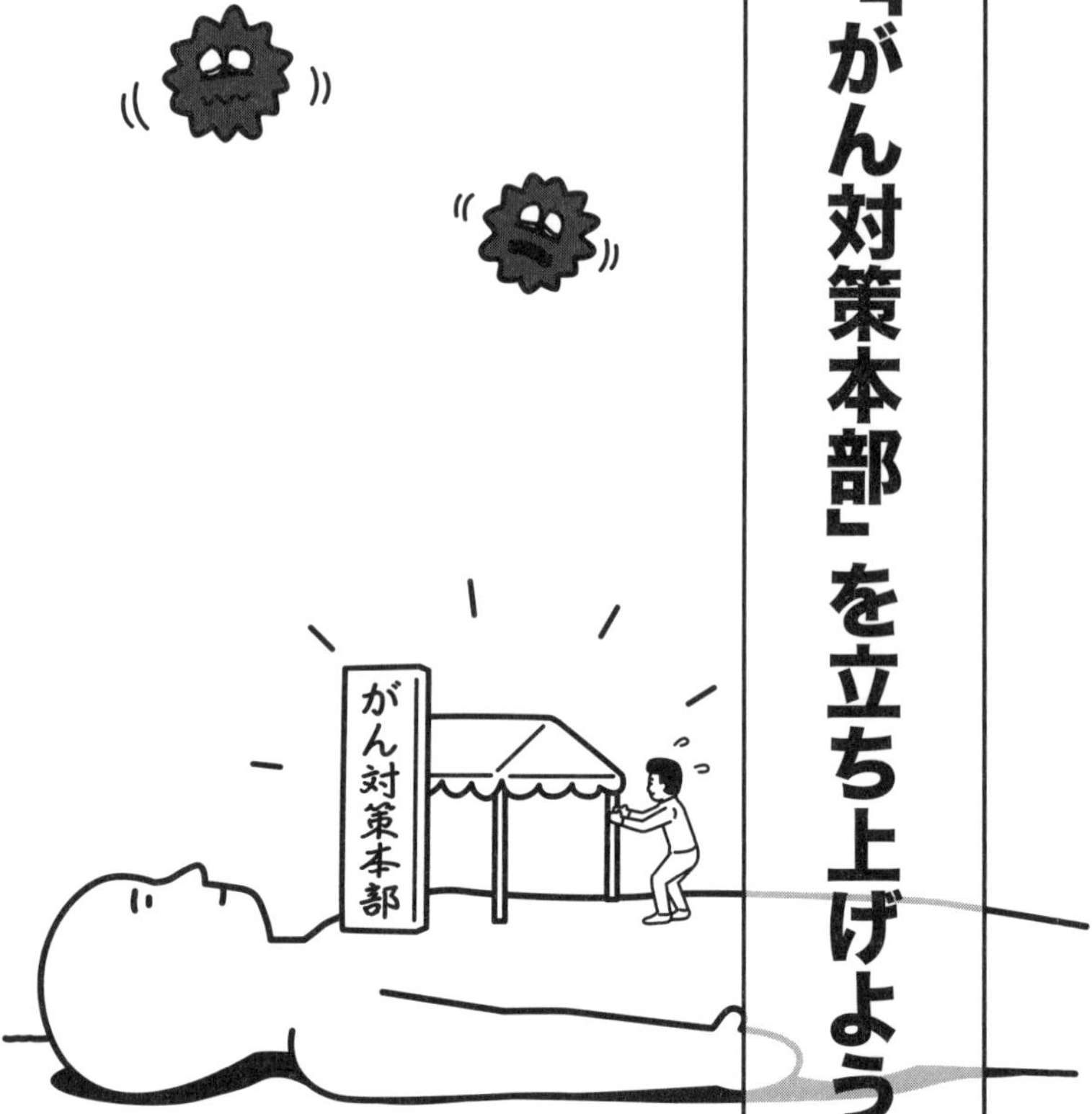

がんは個人にとって、最強最大の敵といえます。大震災や口蹄疫《こうていえき》などの災害・大事故があったとき、よく「○○対策本部」といったものが設けられ、対応にあたります。がんに対しても個人で「がん対策本部」を立ち上げ、どのように対処したらいいか、日頃から考えておくべきです。3・11の際も、日常的に避難訓練をしていた人の多くは素早く避難できました。普段の備えが大切なのです。

がんと向き合い、がんに負けない、そのためには「がんを知る」ことが大事です。敵と闘うためには、相手のことをよく知らなければなりません。敵が攻めてきてから研究していては、闘いに間に合わない。日頃から、がんのことを学んでおく必要があります。

「がんとは何か」「どのようにしたら、がんを防げるのか」

「がんになったとき、告知を望むか望まないか」

「手術と放射線治療のどちらを選ぶか」など考えておくべきことは、たくさんあります。

そして、がんで命を落とさないために最も大切なのは「がん検診を受け、早期発見をし、適切な治療を受ける」ことです。早期がんは痛みなどの症状が出にくいので、定期的な検診だけが発見の手段となります。それなのに、日本の検診率はとても低い。日本に比べて医療費が高いといわれるアメリカですが、検診の費用は安いので8割ほどの人が受診します。がんを早期に発見できれば、治癒率が高くなるだけでなく、結果的に個人も、社会全体も治療費が安くすみ、よいこと尽くめです。

定期的に検診を受け、早くがんを見つけて治療すると、がんの9割以上は治るのです。せっかくがんを見つけても、治療もせずに放置すると、ほとんどのがんは進行してしまいます。見つけられるがんを見つけようとせず、治せるがんを放置して命を落とすなんてもったいない。

「そのうち」ではなく、「今すぐ」準備を始めましょう。

第2章

がんを
予防する

11 胃がん退治の最終兵器は冷蔵庫?!

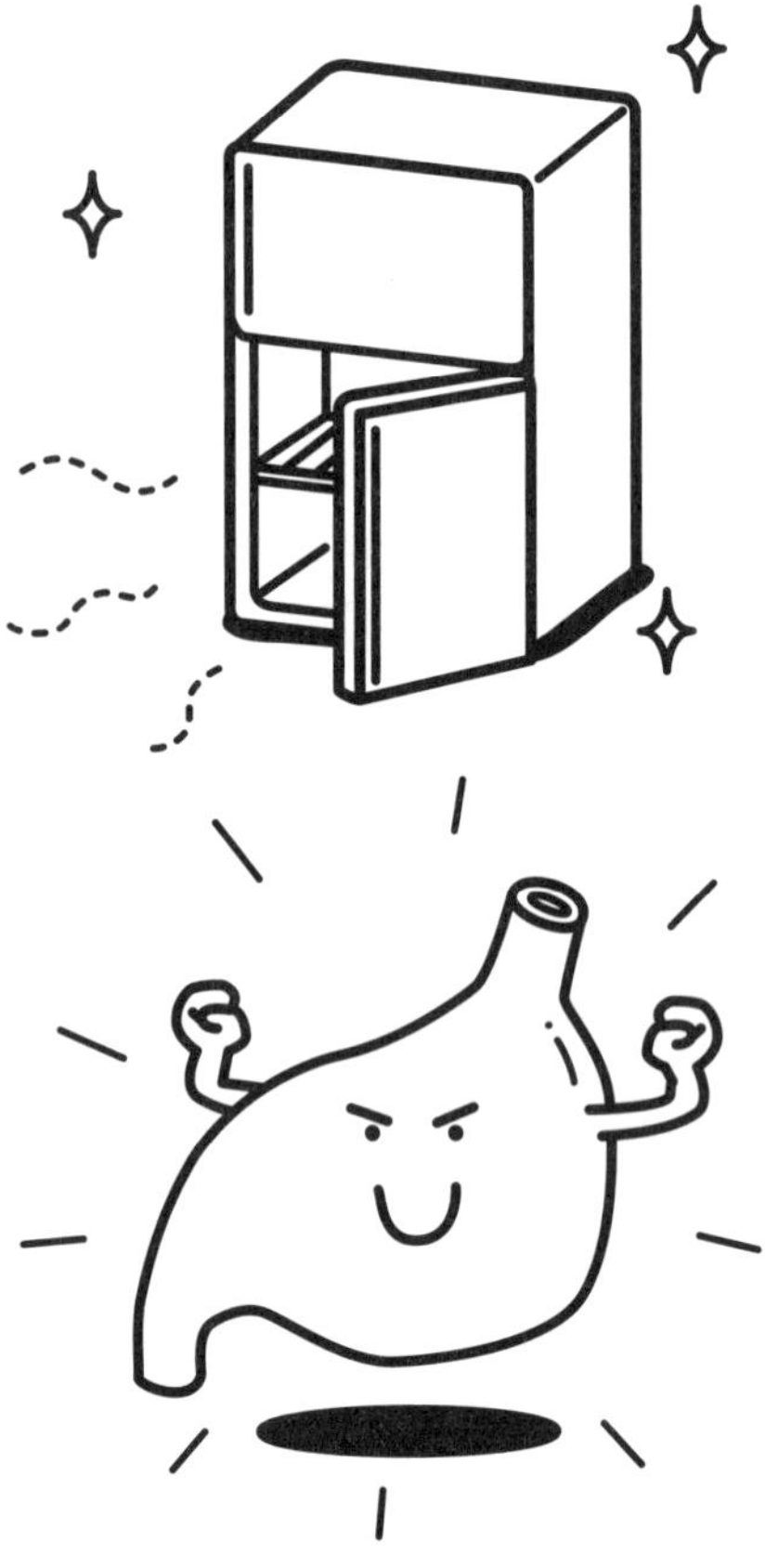

胃がんは1960年代には、すべてのがんのうち、男性で約5割、女性で約4割を占める「がんの代表」といってもよいものでした。ところが、近年は、がんの約1・5割を占めるに過ぎません。

胃がんが減った理由は冷蔵庫にあります。胃がんの主な原因はヘリコバクター・ピロリ菌で、免疫力が弱い乳幼児期に不衛生な水や食品を口にすることで体内に入り、そのまま胃に定着します。胃液は強酸性で、普通の菌は生きていられませんが、ピロリ菌だけはアルカリ性のアンモニアを分泌し、胃酸を中和することで快適な環境に変え、生き続けるのです。

冷蔵庫が普及して、新鮮で衛生的な食品を口にできるようになると、ピロリ菌の感染率は劇的に下がりました。幼少期に冷蔵庫が普及していなかった50歳以上では感染率が70～80％にのぼるのに対し、10～20歳代の感染率は20％程度。冷蔵庫がピロリ菌、ひいては胃がんをブロックしてくれたのです。

12 生活習慣で、がんの種類が決まる

がんの傾向を調べると、大きく2つに分けることができます。1つはアジア型のがん、もう1つは欧米型のがんです。

アジア型のがんとはウイルスや細菌が原因となる「感染症型」のがんのことで、代表的なものに胃がん、子宮頸《けい》がん、肝臓がんなどがあります。子宮頸がんや肝臓がんはウイルス、胃がんはピロリ菌の感染によるものです。感染症型といっても、がんそのものが「感染する（うつる）」のではありません。細菌やウイルスによって遺伝子にできた傷（突然変異）が、がん細胞を生むのです。

これに対し、欧米型のがんとは「生活習慣病型」ともいえるもので、生活

スタイル、特に食生活が、がんになるリスクを高めます。肺がん、乳がん、子宮体がん、前立腺がん、大腸がんなどが、これにあたります。

昭和期、日本人にはアジア型のがんが多かったのですが、1980年代ごろからアジア型のがんは減少し、欧米型のがんが増えてきました。ハワイに移住した日本人を見ると、1世はアジア型のがんが多く、2世、3世となると、アジア型の胃がんが減り、欧米型の乳がんや前立腺がんが増えました。

一方、ブラジルに移住した日本人ではアジア型の胃がんは、それほど減らず、欧米型の乳がん、前立腺がんも目立つほど増えませんでした。ブラジルの衛生環境や食生活が、かつての日本に近かったためだと判断されています。

こうした例を見るだけでも、「がんになるかならないか」「どのようながんになるか」を決めるのは遺伝や人種ではなく、生活習慣であることがわかります。衛生環境が改善され、食生活が欧米化している日本で欧米型のがんが増えるのは当然のことといえます。

13 昔は、がんで亡くなる人は、まれだった

日本人と、がんの歴史を見ると、

「がんが少なかった時代」

「アジア型のがんの時代」

「欧米型のがんの時代」の3期に分けることができます。

日本が世界一のがん大国である理由は世界一の長寿国だからです。第1章で見たように、がんは一種の老化ですから、平均寿命が短いときには、がんで亡くなる人はさほど目立ちませんでした。

日本人の平均寿命は現在82歳ですが、今から140年ほど前の明治元年の平均寿命は、乳幼児期の死亡率が高かったせいもあって30歳。大正元年（約

１００年前）で40歳ほどでした。ちなみに、１万２０００年～３０００年前の縄文時代早期は15歳程度だったといわれます。

　高齢者のがんは、中年のころにできたがん細胞が大きくなったもので、ある日突然、がんになるわけではありません。平均寿命が30歳代のアフリカ諸国では、がんになる人は少ない。日本でも明治、大正、昭和初期のころは、がんで亡くなる人は、まれでした。

日本人とがんの歴史

がんが少なかった時代

明治、大正、昭和初期

↓

平均寿命が短く、がんが顕在化しなかった

アジア型のがんの時代

衛生環境が悪く、漬物・練り製品・佃煮など塩分の多い食生活

↓

胃がん、子宮頸がん、肝臓がんが目立った

欧米型のがんの時代

衛生環境は改善され、欧米型の肉食中心の食生活

↓

肺がん、乳がん、前立腺がん、大腸がん、子宮体がんが増加

14 ウイルスや細菌が原因のがんは減っている

日本人のがんは高齢化に伴い、罹患者数《りかんじゃすう》、死亡者数とも急激に増えていますが、なかには死亡者数が減少したがんもあります。2005年の「国立がん研究センターがん対策情報センター」の資料によると、胃がん、子宮頸がん、肝臓がんの3つだけは前年度に比べ、死亡者数が減りました。いずれも、ウイルスや細菌が原因となるアジア型のがんです。

これらのがんは戦後、日本人の寿命がのびはじめると、それにあわせて罹患者数、死亡者数とも増大。死亡者数は1990年代半ばごろまで増え続けました。衛生環境が目に見えて改善されたことで、こうした感染症型のがんは減少に転じます。

前述したとおり、胃がんの増加をストップさせたのは冷蔵庫の普及でした。ピロリ菌の感染率は先進国で低く、発展途上国、特に飲み水を井戸に頼り、上下水道の普及が遅れている地域は高い。衛生面が改善されたことで日本は感染症型のがんに対する闘いには勝利しつつあるといえます。

子宮頸がん、肝臓がんの減少も衛生環境の好転によるものです。子宮頸がんの原因はヒトパピローマウイルスで、性交渉に伴って感染することから、コンドームなどを使用することで予防することができます。また、家庭にお風呂が普及し、からだを清潔にできるようになったことが感染症の予防にも役立ちました。米国では今や子宮頸がんは性病と認識されており、原因となるウイルスに対するワクチンを義務化するかどうかの議論が盛んです。

肝臓がんの原因の8割は肝炎ウイルスの感染によるものです。輸血用の血液などからウイルスを除去することで肝炎ウイルスの感染を防ぎ、肝臓がんによる死亡者数も著しく減る傾向にあります。

15

「性ホルモン依存型」のがんが増えた

現在の日本人女性の平均寿命は86歳。これは乳幼児の死亡年齢も含めたものですから、65歳に達した方の平均余命を見ると、90歳まで生きることになります。日本が長寿国になることができた理由の1つは米や野菜、魚を中心にした食生活にあったといわれています。

ところが、日本人の食生活は1970年代ごろから急速に欧米化が進み、米や大豆、野菜中心の食事から、肉食を中心とした高脂肪・高タンパクの食事に変化しました。ここ半世紀で肉の摂取量は実に10倍になりました。

動物性脂肪のとりすぎは乳がんや前立腺がん、大腸がん、子宮体がんなど、欧米型のがんの原因となると考えられています。

乳がんや前立腺がんはヨーロッパや米国などで多く見られる「性ホルモン依存型」のがんで、食生活の欧米化が進むにつれ、日本でも激増しています。前立腺とは男性の生殖器の一部で、膀胱《ぼうこう》の下にあり、尿道をとりかこんでいる器官を指します。乳がんも前立腺がんも性ホルモンの刺激を受けると増殖しやすく、これらのがんになると性ホルモンの分泌を抑えるホルモン治療が行われます。

なぜ動物性脂肪が、がんの原因となるのでしょうか。

第1に、男性ホルモンや女性ホルモンはコレステロールを材料として体内でつくられるからです。コレステロールは動物性脂肪に含まれていますから、肉を食べなければ性ホルモンは増えません。性ホルモンが増えなければ、性ホルモンの刺激を受けて増殖するがんも成長できないのです。

第2に、動物性脂肪の多い食事は、大腸の粘膜に突然変異を起きやすくさせるので、大腸がんなどの原因となるからです。

16 塩分控えめ、野菜・果物はしっかり

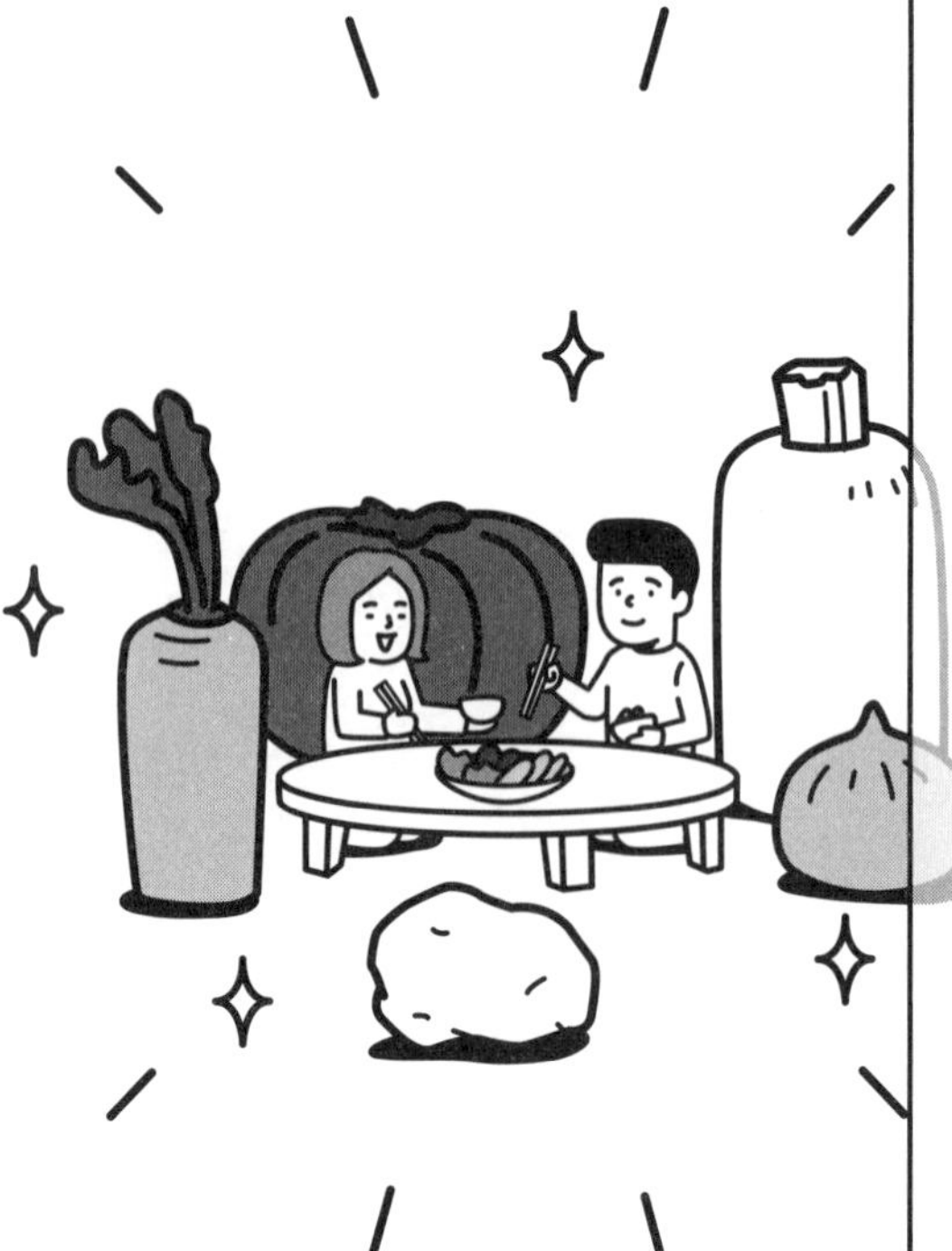

がんを遠ざけるためには「食事の塩分は控えめにする」「野菜・果物をしっかり食べる」「お酒を飲みすぎない」など食生活のひと工夫が必要です。

仏教やキリスト教の僧侶が菜食生活を送ったのも、肉食をしなければ性ホルモンの増加を抑えられることを体験的に知っていたからでしょう。

近頃は、女性に関心がない草食系男性が増えているといわれています。動物性脂肪をとらないと男性ホルモンをつくれませんから、草食系男性は実際に野菜中心の食生活を送っているのかもしれません。

野菜や果物が健康によいというイメージがありますす。がんについては、きちんと証明されています。日本人10万人を10年以上追跡調査したデータによると、野菜を少量食べるだけで、胃がんになる危険性を下げることがわかりました。

ただし、あまり厳格に制限すると食事の楽しみを奪うことになりますし、発がんリスクを完全になくせるわけでもありません。

17 結婚相手が喫煙者なら、肺がんの危険性が2～3割上昇

タバコは「20世紀最大の人災」といっても過言ではありません。

がんの最大の原因はタバコで、世のなかからタバコが消えれば、日本人男性のがんは3分の1に減るといわれています。そもそも、がんで亡くなった人のうち、男性の40％、女性の5％はタバコが原因と推定されています。

日本人男性の場合、喉頭《こうとう》がんの96％、肺がんの72％、食道がんの48％が喫煙に原因があります。タバコを吸うことで、喉頭がんになる危険性が33倍、肺がんは4・5倍、食道がんは2・3倍にまで高まります。

タバコを吸う人が、がんになる可能性はタバコを吸わない人の1・5倍。

自分がタバコを吸わなくても、結婚した相手がタバコを吸うだけで、肺がん

になる危険性は2～3割上昇します。

タバコの煙には約4000種類の化学物質が含まれています。そのなかにはニトロソ化合物、芳香族アミン、アセトアルデヒド、砒素《ひそ》など、約60種類の発がん性物質が含まれています。砒素にいたっては古来、毒殺に使われてきた猛毒物質です。これらの発がん性物質が影響するのはタバコの煙が直接付着する、のどや気管支、肺だけではありません。血流に乗って運ばれ、全身に行き渡り、ほぼすべての臓器に影響が及びます。

発がん性物質は体内の酸素で活性化され、遺伝子と結合し、遺伝子が複製をつくる際、突然変異を引き起こします。そうした突然変異が、いくつも蓄積していくことで、細胞ががん化すると考えられているのです。

自分が、がんになるリスク（危険性）を減らすためにも、また配偶者や子どもの健康を少しでも考えているなら、タバコを吸っている人は、今すぐ禁煙に挑戦すべきです。

18

お酒＋タバコで、危険性は一気に高まる

お酒もタバコほどではありませんが、がんになる危険性を高めます。口やのど、食道の粘膜を直接刺激するほか、肝臓の機能を低下させることで、口《こう》腔《くう》がん、咽《いん》頭《とう》がん、喉頭がん、食道がん、肝臓がんなどにかかりやすくなります。アルコールが原因となっているがんをアルコール関連がんと呼び、がん全体に占める割合は13％にのぼります。

厚生労働省の調査によると、日本酒で1日平均2合以上3合未満飲む男性が、がんになる危険性は2合未満飲む男性の1・4倍、3合以上飲む男性は1・6倍になりました。お酒とタバコが重なると、がんの危険性は一気に高まります。一説には「アルコールを分解する酵素がタバコに含まれる発がん

性物質を活性化するからだ」といわれています。喫煙家で、1日平均2合以上のお酒を飲む人は、どちらも摂取していない人よりも約3倍、がんにかかりやすくなります。食道がんの場合、1日30本以上のタバコを吸い、3合以上の飲酒を続けると約50倍の発生率になります。

特に、飲むと顔が赤くなる人が深酒をすると、食道がんや咽頭がんになる危険性が非常に高くなります。お酒に含まれるエタノールは肝臓でアセトアルデヒドに分解されます。アセトアルデヒドには発がん性があります。

人間はアセトアルデヒドを酢酸に分解する酵素を持っていますが、人によって完全には分解できません。この分解されずに体内に残ったアセトアルデヒドによって、顔が赤くなると考えられるのです。つまり、お酒を飲んだとき、顔が赤くなるのは体内に発がん性物質が残っている証拠です。飲酒で顔が赤くなる人は、深酒は禁物。1日あたり、1合程度に抑えるだけで、日本人が食道がんになる確率を半分に減らせるといわれています。

19 塩分が多いと胃の粘膜で炎症が起きる

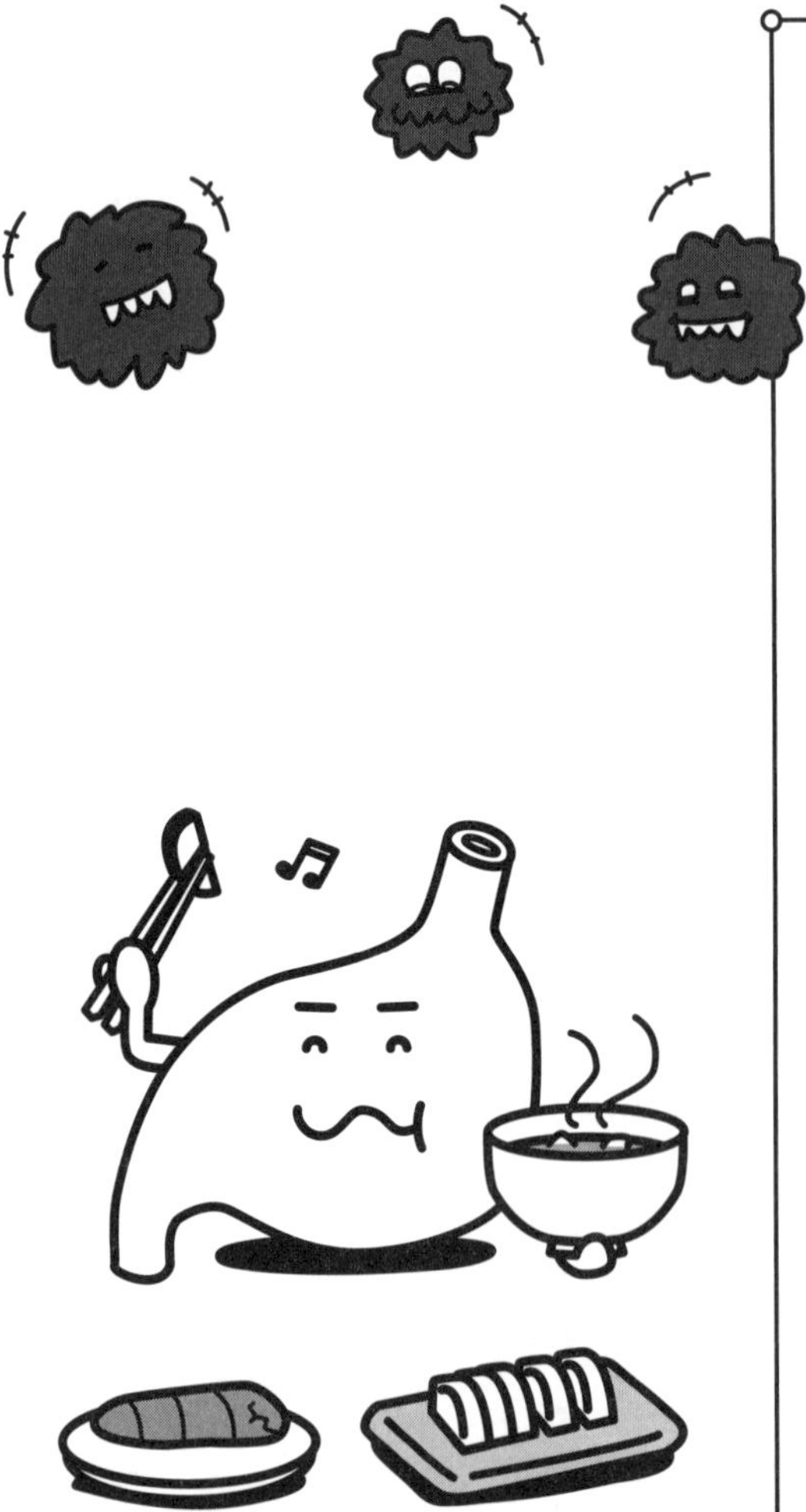

塩分も、がんになりやすい環境をつくります。塩分をとりすぎると高血圧を招きやすいことから、世界保健機関（WHO）は塩分摂取量を1日5グラム未満とするよう薦めていますが、徐々に減ってはいるものの、日本人は1日平均11グラムを摂取しており、依然として高い水準にあります。

塩分が多いと胃の粘膜で炎症が起こり、胃がんを招きやすくなりますし、ピロリ菌に感染する可能性も高くなります。

塩分摂取量と胃がんの関係を調べた研究によると、塩分摂取量が最も多い男性の場合、調査後10年の胃がん発生率は最も少ない男性の2倍に達しました。味噌汁、漬物、イクラ・タラコ・明太子などの塩漬けの魚卵、塩辛、練りウニなど、高塩分の食品をほとんど毎日食べている人たちの発生率は、週1回未満しか食べていない人たちの2～3倍になります。

塩分をたくさんとっている人は胃がんへの道を歩んでいるといっても過言ではありません。胃がん予防のためにも塩分のとりすぎに注意しましょう。

20
立ち仕事中心の男性のほうがリスクは低い

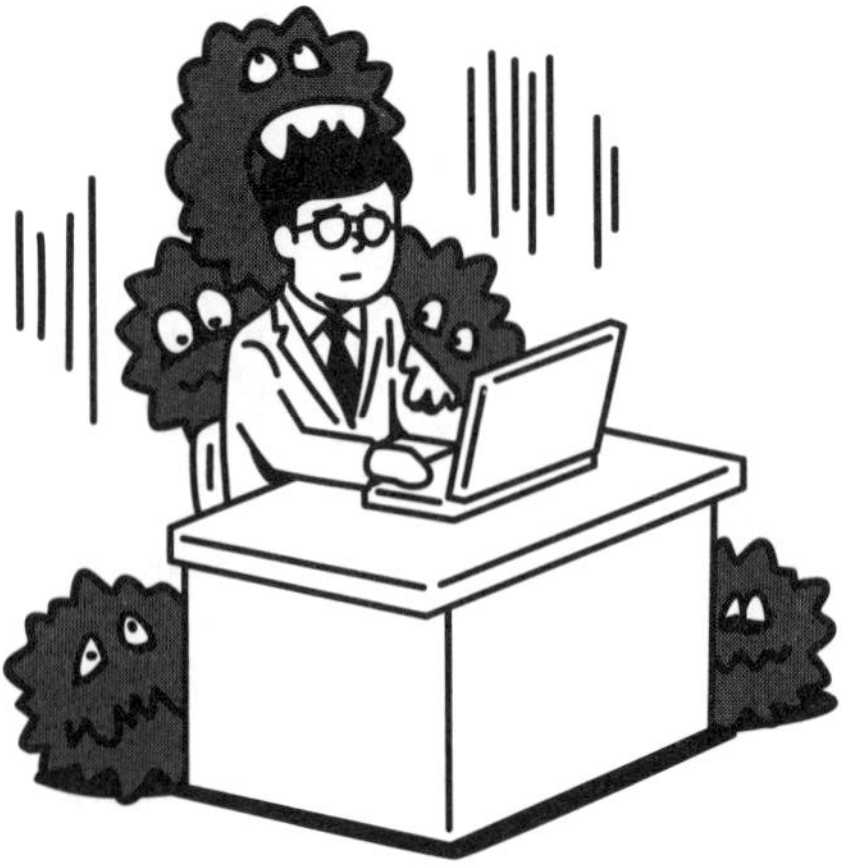

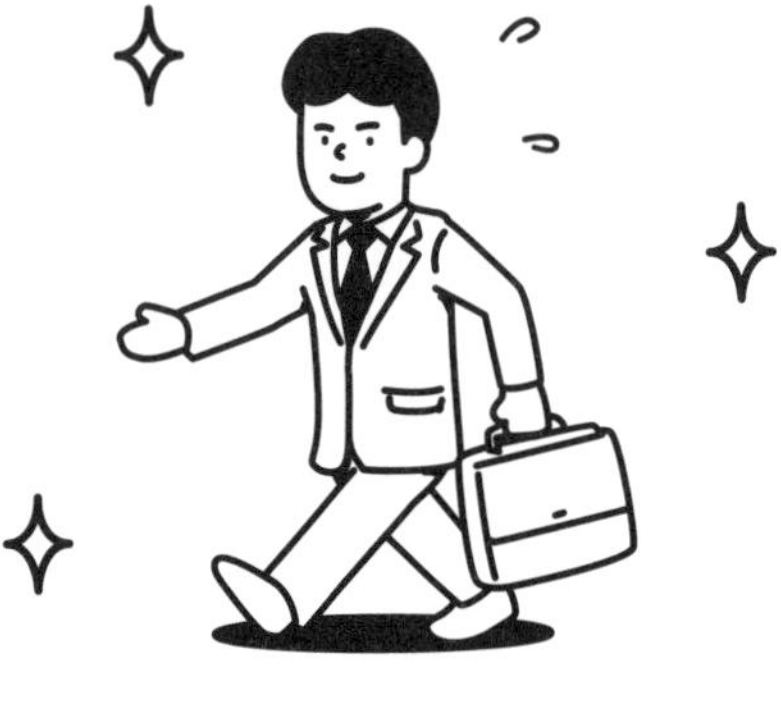

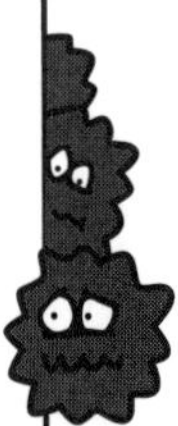

禁煙、食生活の改善とともに、適度な運動も大事です。運動不足は、大腸がんや乳がんの発生率を高めることが多くの調査研究でわかってきました。たとえば、大阪府立成人病センターが約8000人の男性労働者を対象に、仕事中の姿勢と大腸がんの発生率を調べた疫学調査があります。

座って仕事をすることが多いデスクワーク中心の人の大腸がん発生率を1・0とすると、立ち仕事中心の人の危険度は0・27でした。つまり、仕事中に、からだを動かせば動かすほど大腸がんになるリスクが低下します。

乳がんの場合も運動不足が、がんのリスクを高めることが立証されています。乳がんの発症を促進する女性ホルモンは卵巣のほか体脂肪からも分泌されることから、体脂肪が多いと乳がんになりやすいことが明らかになりました。運動不足による肥満→体脂肪の増加→発がんリスクが高まるというプロセスです。適度な運動を行っている人は乳がん治療後の再発率が低下するとの報告もあります。

21 がんになる危険性をゼロにはできない

食生活を見直すことでがんになる危険性を大幅に減らすことができます。

たとえば豆腐や味噌、納豆などの大豆製品には乳がんや前立腺がんの予防効果があるイソフラボンが含まれています。日本人を対象として、大豆製品やイソフラボンの摂取と乳がん、前立腺がんの関係を調べた研究でも、イソフラボンを摂取することで、乳がん、前立腺がんのリスクが低下することがわかりました。

コーヒーにも、がんの予防効果があります。コーヒーをほぼ毎日飲む人は男女とも肝臓がんのリスクが半分に減少したとの報告もあります。1日の摂取量が増えれば増えるほど、がんの発生率は低下、1日5杯以上飲む人の肝臓がんの発生率は、まったく飲まない人の4分の1程度に過ぎません。

ただし、どんなに食事や運動、日常生活に気を配っても、がんになる危険性がゼロになるわけではありません。胃がんや食道がんに効果がある野菜や果物も、肺がんや大腸がんにはあまり効果がありません。

日本人の場合、野菜や果物によるがんの予防効果は食道がんや胃がんでは証明されていますが、それ以外のがんでは効果が確認されていません。

もちろん、食道がんや胃がんの発症リスクを減らせるだけでも大きな利点ですから、野菜不足にならないように心がけましょう。しかし、がんの原因の3分の1は運・不運によるもので、自分の努力だけでは完全に予防することはできないのです。

そこで、心がけたいのは、がんを少しでも早く見つけること、すなわち早期発見です。

22 早期に発見すれば、がんは完治する

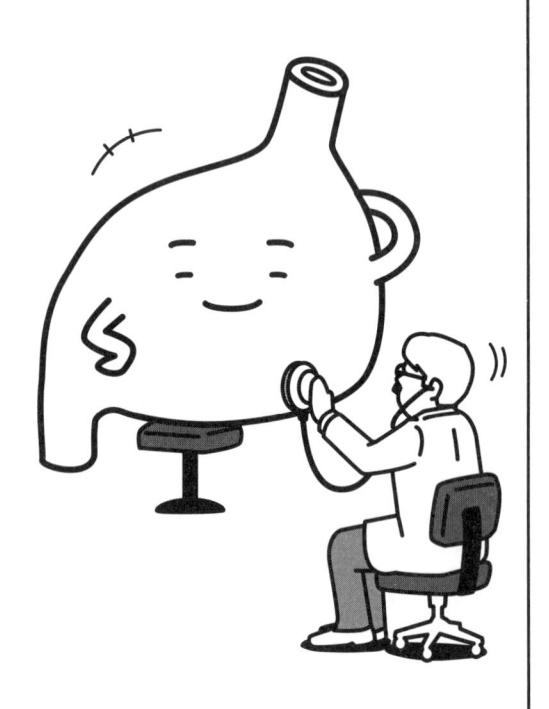

がんは治らない病気ではありません。かつては「不治の病《やまい》」とおそれられていましたが、現在では治療法が進歩したことで半分以上のがんは治るまでになってきました。

ただし、早期発見が肝心で、たとえば進行した胃がんでは半数近くが亡くなりますが、早期がんの段階で見つかれば、ほぼ100％完治します。まず再発することもありません。一方、進行がんは再発する可能性が高く、なかなか完治しない。おおざっぱにいえば、がんで命を落とすか落とさないかを分けるのは早期発見です。

早期発見するためには、定期的にがん検診を受けることです。早期がんとは大きさが2センチくらいまでのがんを指します。1ミリのがんも、1センチのがんも、早期がんと呼びますが、1センチ以下のがんを発見するのは難しい。早期発見するとしたら、大きさが1センチと2センチの間に見つけるしかありません。

23

日本人のがん死亡率は大きく減らせる

1センチのがんが2センチの大きさになるには、わずか3回の分裂しか必要ありません。時間にして1年半程度しかかかりませんから、検診を1～2年ごとに受けないと早期のうちに発見できない可能性が高いのです。

検診で発見できる可能性が高いのは胃がん、肺がん、大腸がん、子宮頸がん、乳がんの5つ。実際、胃がん、肺がん、大腸がんに関しては年に1回、子宮頸がん、乳がんに関しては2年に1回の受診が薦められています。子宮頸がんは20歳以上、それ以外のがんは40歳以上が対象です。

この5大がんの検診を、きちんと習慣にしていくだけで、日本人のがん死亡率を格段に減らすことができます。日本人のがん検診の受診率は先進国のなかでは最低で、たとえば、子宮頸がんの場合、米国では9割近い女性が受けていますが、日本では2割程度に過ぎません。このままでは、がんの死亡率は減りません。

早期発見についての誤解も気になります。がんの場合、早期発見とは体調が悪くなったり、自覚症状があったりしたら、すぐに病院に行って検査するということではありません。がんの症状の代表は痛みです。痛みの原因は骨転移によるもので、転移のあるがんは、まず完治が望めません。

つまり、痛みを感じたときには、ほとんど治らないのです。「症状が出てから、病院へ行けばいい」と考えている人がいるかもしれませんが、症状が出てからでは間に合いません。

逆に考えれば、早期がんを発見するためには症状が出ていない段階、つまり「自分は元気だ」と思っているときに検査する必要があります。がんを早期発見するためには定期的ながん検診しかありません。

24

子宮頸がんは「過去のがん」になりつつある

女性特有の子宮頸がんは「過去のがん」になりつつあります。子宮頸がんは子宮の出口の部分にできるがんで、原因は、ほぼ100％性交渉によるヒトパピローマウイルス（ＨＰＶ）への感染です。

もっとも、このウイルスは8割近くの女性が感染経験を持っているとされ、感染しても必ずしも、がんになるわけではありません。ただ、逆にいえば、性交渉の経験のある女性は、だれでも子宮頸がんを発症する可能性があることになります。

性交渉の前に入浴したり、コンドームなどを使ったりすることで、ある程度、ブロックすることができます。近年はＨＰＶに対するワクチンが開発されており、ワクチンを接種して抗体ができていれば、HPVのウイルスが子宮頸部に侵入してきても排除され、がんになることはありません。ワクチンはウイルスに感染する前の10代前半の女性に接種するのが望ましいとされていますが、成人女性でも効果は見られます。

ただ、HPVには、さまざまな種類があり、ワクチンがすべてのHPVに効果があるわけではありません。そこをおぎなうのが、がん検診で、ワクチンに加えてがん検診を行えば、子宮頸がんで命を落とすことはなくなります。実際、検診率が高い欧米では子宮頸がんは「過去のがん」になりつつあります。

ところが、日本では、きわめて検診向きのがんであるにもかかわらず、なかなか検診の受診率があがっていきません。2009年から、乳がん、子宮頸がんを対象として「無料クーポン券」が配布されるようになり、受診率はあがりましたが、依然として発症者数、死亡者数とも少なくありません。

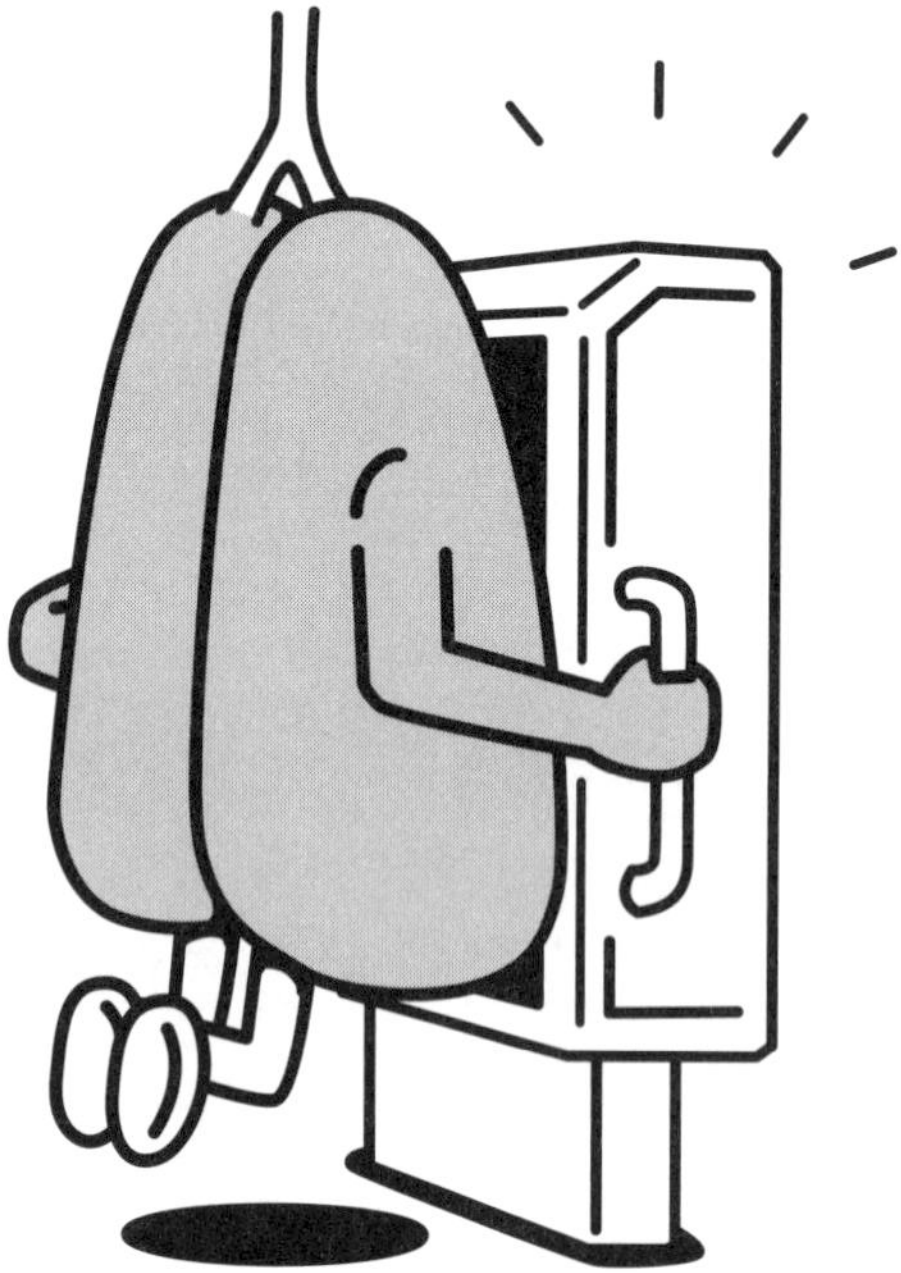

25 がんの検査は比較的簡単

がん検診で行う検査は比較的簡単です。

肺がんの場合、タバコを吸わない人はX線写真を撮影するだけ。タバコを吸っている人はX線撮影に加え、痰《たん》をとって、がん細胞がないかどうかを検査する「喀痰《かくたん》細胞診」も実施します。

胃がんの場合、白い液体を飲み込むバリウム検査、乳がんの場合、専門のX線検査である「マンモグラフィー」の検査を受けます。大腸がんの場合、2回検便を行うだけです。これを受けることで、大腸がんによる死亡率は半分程度に減ります。子宮頸がんの場合も綿棒のようなもので子宮の出口をぬぐいとるだけの簡便なものです。

日本では、こうした簡単な検査でさえ、受診率が2割程度に過ぎません。単に、おっくうがって受診しないだけなのか、自分だけは大丈夫だと思っているのか、重大な病気が発見されるのが怖いのか、それはわかりませんが、がんという強敵と闘うためには行動を起こす勇気を持たなくてはなりません。

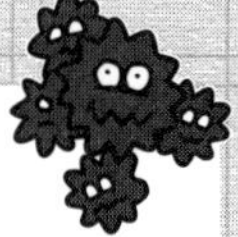

……column

「がん」の正体をおさらい

①がんは高齢化の代償

平均寿命が短い時代、がんは少なかった。戦後、平均寿命がのびると胃がん、肝臓がんなどアジア型のがんが増加、その後の食生活の変化で、アジア型のがんが減少し、乳がん、大腸がんなど欧米型のがんが急増している。

②がんの最大の原因はタバコ

喫煙の習慣をやめれば、日本人男性のがんは3分の1に減る。

③がんを遠ざける3つの方法

「お酒はほどほどに」「塩分は控えめに」「適度な運動をする」

④だれでも、がんになる可能性がある

がんを完全に予防することはできない。「自分は大丈夫」と思わずに、定期的に検診を受け、早期発見することが肝心。

第3章

がんとつきあう

26 自覚症状があったら、すぐに病院へ

「ひょっとして、がん？」と思うような自覚症状があったり、検診で異常が見つかったりしたら、すぐに病院へ行く「くせ」をつけましょう。「どうせ、たいしたことはない」と過信したり、「病名をはっきりさせるのがこわい」と先のばしにしたりするのは禁物です。特に、がんの場合、スピードが勝負です。発見・治療が遅れれば遅れるほど、治癒率は下がっていきます。ちょっとした症状でも軽視はできません。たとえば、胃痛や胸焼け、黒い便は胃がんの危険サインであることもあります。

血便があったり、便が細くなったり、残便感や腹痛があったり、下痢と便秘を繰り返したりしたときは直腸・結腸がんの疑いがあります。結腸がんの

場合、貧血などの症状も出ます。

肺がんの場合、せきが続いたり、血痰《けったん》や胸痛があったり、息切れや発熱、声のかれ、呼吸時のゼーゼー音があったりします。風邪やインフルエンザの症状に似ていますが、なかなか治らないのが特徴で、肺がんや肺結核など重大な病気が隠れている可能性があります。

子宮頸《けい》がんでは月経とは関係のない出血があったり、性行為の際に出血したり、異常なおりものが増えたり、排尿時に痛みがあったりします。子宮体がんは子宮頸がんと同様の症状に加え、排尿が困難になったり、性交時に痛みがあったり、骨盤に痛みを感じたりします。

「このところ頭痛がする」「吐き気がとまらず、実際に嘔吐《おうと》してしまった」「視力が低下した」「視野が狭くなった」「ものが二重に見えるようになった」といった症状があったら、一刻も早く病院に行きましょう。脳腫瘍《のうしゅよう》や脳梗塞《こうそく》など脳関係の疾患の可能性が高いからです。

27 検診から治療開始までの流れ

検診から治療にいたる流れをチャートにすると、次ページの図のようになります。検診で「がんの疑いがある」との結果が出たり、自覚症状があったりしたら、病院へ行き、詳しい検査を受ける必要があります。

もし、がんだった場合、基本的に検査を受けた病院で治療を受けることになりますから、病院・医師選びは慎重のうえにも慎重にしなければなりません。積極的に情報収集し、がんに強い病院・医師を選ぶようにしましょう。

検査は部位や症状によって異なります。血液検査、CTなどの画像診断、生検（病変した組織を採取し、顕微鏡などで観察すること）などが行われ、結果を見て、がんかどうかが判断されます。がんだった場合、部位やステージ（進行度）も明らかにされ、治療方針・方法が決められます。

診断結果や治療方法に納得がいかなかったり、不安を感じたりした場合、ほかの病院や医師にセカンドオピニオン（主治医以外の医師の意見を聞くこと）を求めてはいかがでしょう。病気に対する理解が深まります。

検診から治療開始までのチャート

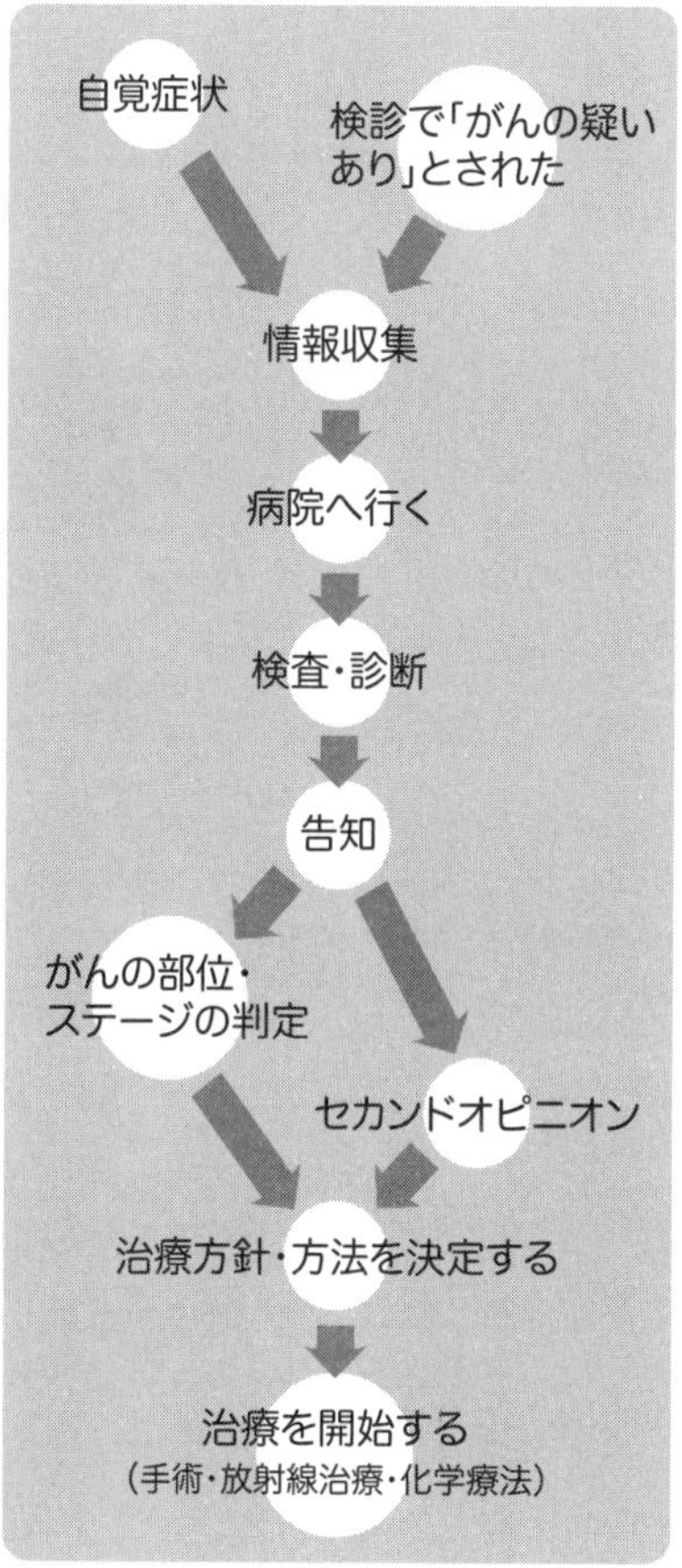

28 がん検査は大きく分けて3つある

がん検査には大きく分けて、画像診断、腫瘍マーカー、病理検査の3つがあります。がんは千差万別で、どの臓器にできるかによって、また進行具合によって、性質や特徴も違い、検査方法・治療方法も異なります。

早期発見を目的とした検診では主に画像診断が使われます。

画像診断の中心はX線検査で、X線を照射するだけの単純X線検査と、造影剤を飲んだり、注射したりして行う造影X線検査があります。乳がんの検査で使用されるマンモグラフィーは単純X線検査、バリウムを飲んで行う胃の検査は造影X線検査です。

造影剤を使ったCT検査やMRI検査による画像診断もあります。原理は異なるものの、いずれも、からだの内部をコンピュータで連続撮影し、異常がないかどうかをチェックするものです。がんを発見するだけではなく、部位やステージ（進行度）も明らかになります。

腫瘍マーカーは血液を採取し、がん細胞がつくる物質や、がん細胞に反応して正常細胞がつくる物質が増えていないかどうかをチェックする方法です。マーカーは「目印」の意味で、これらの細胞が増えていれば、がんの疑いがあります。ただ、がん以外の病気で増えることもあるので、がんと断定できるわけではありません。

がんであるかどうか正確に判断するためには、病理検査が必要です。病理検査は組織や細胞を採取して、顕微鏡で、がんであるかどうか、悪性かどうかなどを調べる方法です。生検《せいけん》は病理検査の一種で、内視鏡や針で組織や細胞の一部をとるものですが、それほど多くの量を採取できないので、正確な診断が難しい場合があります。

29 告知されたい？　されたくない？

検査を実施し、がんであることが判明したら、医師から告知されます。部位やステージも判定され、治療方針・方法が決められます。現在、がんの治癒率（5年生存率）は、おおよそ5～6割です。がんは、もはや「不治の病《やまい》」とはいえませんが、逆にいえば、医療の急速な進歩にもかかわらず、まだ半数近くの方が命を落としていることになります。今後も画期的な治療法が発見されない限り、がんの治癒率が劇的に改善することはないでしょう。

がんは心にも大きな衝撃を与えますが、日本では、がん患者さんに対する心のケアが十分とはいえません。だとすると、検査で、がんが発見された場合、告知を受けたくないという方がいても不思議ではありません。死を宣告されるに等しいほどの重みがあるからです。日頃から、家族に対して「万一、がんになっても告知されたくない」といっていれば、家族が医師に要請し、告知しないことも考えられます。

ただ、がんであることを知らされていないと、いくつかの問題が生じます。第1に、治療方法を自分で選択できないことです。本来なら、どの治療を受けるのか、いろいろな情報を入手し、勉強して自分で判断するべきですが、告知されていないと、それができません。第2に、医師や家族に対する不信感がめばえることです。治療が進めば自分の病名に対する疑問が生まれ、医師や家族が「正直に話してくれていない」と感じ、疎外感をおぼえます。第3に、治療に前向きになれないことです。第4に、進行がん・末期がんの場合、告知されなければ人生の総仕上げができないことです。時間が貴重だと思えばこそ、やり残した仕事に対する意欲が高まります。

私は特別な事情がない限り、告知することにしています。

30 告知されたら、医師に3つのことを確認

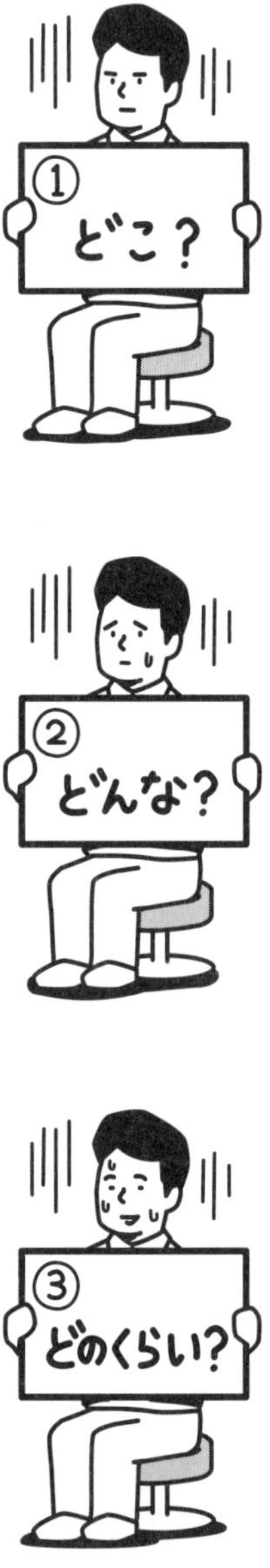

がん、特に進行がんを告知されたら、本人にとっても大きなショックで、冷静に受けとめることは、なかなかできません。気が動転して医師の話が耳に入らない人もいます。ただし、少なくとも、その場で医師に3つのことを確認してください。

「がんができたのは、どこの部位か」

「がんのタイプ（病理型）は何か」

「ステージ（進行度）は、どの程度か」ということです。

がんの進行度は一般的にはTNM分類という方式で表されます。

Tは、もとのがんの大きさで、小さいものからT1〜T4で示され、Nはリンパ節に転移があるかどうかをN0〜N3で表します。数字が大きいほど、手ごわいがんです。Mは離れた場所への転移を意味し、M0は「転移なし」、M1は「転移あり」です。

31 がんの治療法は手術、放射線治療、化学療法の3つ

現代医学で、はっきりと効果が証明されている、がんの治療は、

「手術」

「放射線治療」

「化学療法（抗がん剤治療）」の3つしかありません。

これ以外の治療法は十分な効果が立証されておらず、代替《だいたい》療法と呼ばれます。民間療法や抗がんサプリメントなども、ほとんど効果は期待できません。

わずかな例外を除き、化学療法（抗がん剤治療）だけで完治できるがんはありませんので、ほかの治療法と併用します。

手術はメスで、がんと周囲のリンパ腺を切り取ってしまう治療法です。リ

ンパ腺切除とは、からだのほかの部位へ、がん細胞が広がるのを防ぐものと考えましょう。がんだけを切ろうとすると取り残す心配があるので、通常は、がんのまわりの正常な組織を含めて切り取ります。

がん細胞を1つ残らず切り取れば完全に治りますから、治療法としては、最も直接的な方法です。たとえば、早期の胃がんの場合、がん細胞がほかの場所に転移していなければ、手術でほぼ100％治すことができます。

ただし、正常な組織も含めて切り取ることになるので、ある程度、からだや臓器の機能が落ちることは避けられません。手術の結果、日常生活に不便が生じたり、見かけが悪くなったりすることもあります。

そこで、早期がんを中心に、切り取る範囲を最小限にとどめる縮小手術も盛んに行われています。特に、開腹せずに内視鏡とメスを体内に挿入して手術をする腹腔鏡《ふくこうきょう》手術は、からだへの負担が少なく、入院期間も短くてすむことから、近年、利用者が増えてきました。

32

不安を感じたら、セカンドオピニオンを

がんの治療法には多くの選択肢があります。医師の薦める治療法があれば、その方法の利点と欠点をよく聞いたうえで判断しましょう。自分や大事な人の命にかかわることなので、治療方法の選択には、どこまでも慎重であるべきです。そのためには十分な情報を入手する必要があります。

ときには別の病院や医師の意見を求める必要もあるでしょう。これはセカンドオピニオン（第2の意見）と呼ばれ、主治医以外の医師に診断や治療方針・方法などについて意見を聞くことをいいます。

治療法にしても、手術、放射線治療、化学療法、それらを組み合わせた集学的治療などがあり、1人の医師が、そのすべてを熟知しているわけではあ

りません。最初に診断した医師だけでなく、ほかの医師の意見も聞くことで、がんの種類や自分の病状、価値観などに合った治療法を選択する手助けとなります。多くの場合、がんと診断されるのは外科ででしょうから、セカンドオピニオンを放射線治療医や腫瘍《しゅよう》内科医（抗がん剤治療のスペシャリスト）に頼む手もあります。

セカンドオピニオンを求めるとしたら、病名を告げられてから、最初の治療を受けるまでの期間がいいでしょう。

主治医にセカンドオピニオンを求めたいことを伝え、X線やCTスキャンの画像、病理検査などの診療情報をもらい、紹介状を書いてもらいましょう。診療情報がないと、検査をやり直さなければならず、余計な時間とお金がかかります。

主治医に遠慮して、いいだしにくいかもしれませんが、「がん対策基本法」にも明記されている当然の権利です。気をつかう必要はありません。

33

コミュニケーション能力の高い医師を選ぶ

がんは最初の治療が肝心です。主治医と相性が悪いとか、コミュニケーションがうまくとれない、意見を聞いてくれないといった不満や不安があるなら、治療を始める前に、セカンドオピニオンを受けて、場合によっては病院や医師を変更することを考えましょう。

建て売り住宅を購入するときに、1軒しか見学しないことはありえません。2軒、3軒と足を運び、住居の構造や見た目、水まわり、周囲の環境などをじっくりと観察し、物件を選びます。マイホームに限らず、高額な商品を購入する際は多くの人がカタログを見たり、インターネットの比較サイトを参照したり、実際に現物を手にとったりして比較検討しますね。

ではなぜ、大事な自分の命を預ける病院や医師については比較検討しないのでしょうか。大半の人が検査を受けた病院で、何の疑いもなく、そのまま治療を始めます。がんには、さまざまな種類があり、その病院が「がんに強い」という定評があっても、すべてのがんに強いとは限りません。

また、どんなにいい病院であっても、通院に不便だったり、治療費が高そうだったりすると、自分にとってベストとはいえなくなります。人によって「いい病院」「いい医師」の基準や条件は異なるわけです。

私が「理想の医師」としてお薦めするとしたら、「患者さんにやさしくて腕のいい医師」です。やさしいだけで、腕が悪くては頼りになりません。腕がいいだけで、やさしくなくては、患者さんのことを第1に考えているかどうか疑問です。もっとも、私の印象では腕のいい医師は患者さんと、できるだけコミュニケーションをとろうとします。医師が2人いて、腕が同等だと思えば、コミュニケーション能力が高い医師を選びましょう。

34 がん治療がめざすもの

がんの治療の目標は次の3つです。

①がんを完全に治す「完治（根治）」

②患者さんに1日でも長く生きてもらう「延命」

③痛みなどのつらい症状をとる「緩和ケア」

完治とは、がんが再発しないことです。実際には多くのがんで、再発しないで5年経過した場合、「まず大丈夫だろう」と一応「完治」したと考えます。5年生存した人がどのくらいいるか（5年生存率）で、がんが治った人の割合などを出します。治療した人が100人いて、5年後に80人が生きていたら、5年生存率は80％となります。

ただし、乳がんなどでは10年後、20年後に再発するケースもあり、油断はできません。

肺がんや食道がんの場合、6年目以降の再発はあまり見られませんから、5年生存率を治癒率と考えて構いません。

がんが恐ろしい病気である理由の1つは「転移・再発」の可能性があることです。ひとまず治療して、あるところにできたがんを退治したとしても、ほかの臓器に転移していたり、何年かして再発したりする場合があります。転移や再発したがんは治療が難しい。退治しきれなかった「強いがん」は、どんどん進化していき、いっそう強い「スーパーがん」になってしまうからです。こうなると、痛みを伴い、治療もたいへん難しくなります。

がんの完治が難しい場合、延命と緩和ケアが目標になります。延命とは命をのばすこと、緩和ケアとは、がんに伴う心やからだ、生活面での苦しみやつらさをやわらげることをいいます。

35 進行がんは鳥かごから逃げ出した鳥

転移してしまったがんは、大腸がんの肝臓転移などを除いて、基本的には治癒は難しくなります。転移とは血液のなかにがん細胞が流れ込んで、ほかの臓器へ侵攻していくことですから、1カ所だけに転移することはまれです。

転移したがんが1カ所でも発見されたら、ほかの臓器にも転移している可能性は高いといえます。かつての欧米列強がアフリカやアジア、中南米など世界各地に植民地をつくったようなもので、がんは、からだのあちこちに植民地をつくります。

がんが転移した場合、全身にばらまかれたがん細胞を相手にしなければいけませんので、全身を治療できるもの、すなわち抗がん剤治療がメーンとなります。しかも、残念なことに、強力な抗がん剤を使っても、がんが完治する可能性は低く、治療の目的は延命と緩和ケアにならざるをえません。

私が、よく例にあげるのは「鳥かごの鳥」の話です。早期がんの治療は鳥かごの鳥をつかまえるようなもので、さほど難しくはありません。ところが、リンパ腺にまで転移し、ある程度進行したがんは、鳥かごから出て、部屋のなかを飛び回っている鳥のようなものです。鳥かごのなかにいる鳥よりは難しいとはいえ、つかまえようと思えば、つかまえられないことはありません。

ほかの臓器に転移したがんは、部屋の窓から外へ飛んでいった鳥に似ています。大空へ飛び出した鳥をつかまえるのは不可能ではありませんが、きわめて困難です。気がついたら、鳥が鳥かごのなかへ戻っていたとしたら、奇跡としかいえません。末期がんからでも、「奇跡の生還」を果たした人はいます。

進行がん・末期がんが治るかどうかは運次第のところがあります。奇跡を経験できるのは相当に運が強い人だといえます。

36

「がんの治療は手術」という思い込み

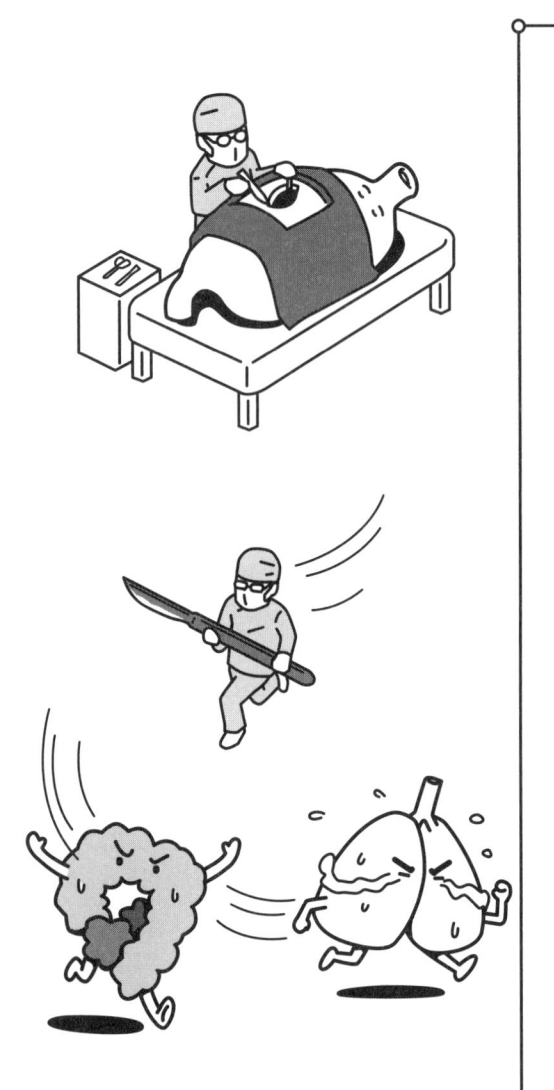

日本のがんの代表は長い間、胃がんでした。胃がんは手術向きのがんです。なぜかというと、胃は全部を摘出できる例外的な臓器で、すべてとったとしても普通の生活が可能です。しかも、おなかを開けると、真っ先に出てくるので、手術するのに、もってこいの臓器なのです。

日本のがん＝胃がんの時代が長く続いたことから、日本人は「がんの治療は外科手術」と思い込んでしまいました。ところが、胃がんが少なくなり、肺がん、乳がん、前立腺がん、大腸がんなどの欧米型のがんが増えると困ったことになりました。これらのがんの場合、手術が一番いいとはいえないからです。放射線治療は手術にかかわる根治治療として、あるいは手術と組み合わせることで大きな力を発揮します。抗がん剤も日進月歩で、大きな成果をおさめています。しかし、がんの治療＝外科手術のイメージが強く、がんの欧米化に私たちの心理や医師、医療制度が対応できていません。まずは意識を変える必要があります。

37 分裂が盛んな細胞を攻撃する抗がん剤

抗がん剤やホルモン剤など、薬を使ってがんを治療する方法を化学療法と呼びます。近年、抗がん剤の種類は急速に増えています。抗がん剤とは、がん細胞の細胞分裂が盛んであることに注目して、細胞分裂が盛んな細胞を攻撃するようにつくられた薬のことです。

がん細胞以外の細胞も攻撃しますので、細胞分裂のスピードが速い消化管の粘膜や毛根、爪、爪のまわりの皮膚、顔の皮膚、くちびる、骨髄などが抗がん剤の影響をストレートに受け、黒ずんだり、かさかさになったり、切れたり、ただれたりします。

指の皮膚が荒れると、ものを持ったり、料理やせんたくなどの家事をしたりするのにも不便で、日常生活にも支障をきたします。吐き気や口内炎、脱毛などの強い副作用を伴うこともあります。

抗がん剤のなかには毒ガスをもとに開発されたものもあります。最も古くから使われている「アルキル化剤」はマスタードガスという旧ドイツ軍がつくった毒ガスをもとにして米国で開発されたものです。人間を殺傷するためにつくられた毒を応用したものですから、抗がん剤は、その立ち上がりの時期から副作用がつきまとっていました。

手術、放射線治療は対象とする部位が限定される「局所療法」であるのに対し、抗がん剤は投与された薬が血液中に入り、全身をめぐって体内のがん細胞を攻撃する「全身治療」であるという特徴があります。ただし、近年は分子標的薬のように、部位を限定して使用する抗がん剤も増えてきました。脱毛や吐き気、皮膚のヒビ割れなどの副作用を抑える薬も進歩し、ホルモン剤など新しいタイプの化学療法も次々に開発されています。

38 「目に見えない小さながん」も攻撃

全身にがん細胞が広がり、あちこちに転移すると、手術や放射線治療では、がんを根治させることはできません。こうした場合、化学療法の代表である抗がん剤を利用せざるをえません。

からだに入った抗がん剤は血液とともに全身をめぐって体内のがん細胞を攻撃します。しかも、手術、放射線治療が主に1センチを超える「目に見えるがん」を対象としているのに対し、抗がん剤治療は「目に見えない小さながん」も攻撃し、がん細胞の増殖を抑えるというメリットがあります。

ただし、全身にがんが散らばると、完全に消滅させることは難しく、延命や緩和ケアが実際的な目標となります。

手術・放射線治療と抗がん剤治療を併用することで、治療効果が高まります。抗がん剤は比較的早期のがんであっても、進行がんで全身に散らばったがんであっても、使用可能です。がんが、からだの一部にしかないときは手術前に使用することで、がんを縮小させ、切り取る範囲を小さくすることができます。

たとえば、乳がんの場合、手術を行う前に抗がん剤で小さくすることで、乳房をすべてとるのではなく、がんと、そのまわりの組織だけを切り取る「乳房を温存する手術（乳房温存術）」が可能になります。

手術後の使用も効果があります。手術や放射線治療のあと、予防的に抗がん剤を投与すると、再発を予防し治癒率を高めることができるのです。もともとの大きながんのかたまり（原発巣）を手術か放射線治療で取り除いておけば、目に見えないがんの取り残しやほかの臓器に潜んでいる小さな転移病巣なら、抗がん剤だけで消し去ることが可能なのです。

39 切らずに治す放射線治療

放射線治療の特徴は切らずに治すことで、からだや臓器の機能・見かけを損《そこ》なわない点にあります。

たとえば、喉頭《こうとう》がんは手術をしても、放射線治療をしても治癒率は変わりませんが、放射線治療のほうが望ましいといえます。手術をすれば、声を失うことになるからです。選択肢がなければ手術もやむをえませんが、放射線治療という選択肢がある以上、治療法を決める際に、よくよく考えなければなりません。

乳がんの場合も、かつては乳房と、その下の筋肉を根こそぎ切り取る手術が行われていましたが、最近は腫瘍と、その周辺をわずかに切り取り、術後に乳房全体に放射線をかける「乳房温存術」が主流になってきました。乳房がなくなることは女性としての誇りを失いかねないほどの一大事ですので、放射線治療の台頭は女性の要望に応えたものといえるかもしれません。

また、直腸がんの場合、肛門の近くにできると、手術で、がんとそのまわりを大きく切り取る結果、人工肛門を使わざるをえなくなります。人工肛門はわずらわしい。手術前に放射線をかけて、がんを縮小させることで、人工肛門を使わずにすむようにもなりました。

喉頭がんや直腸がんは機能を温存するケース、乳がんは美しさを保つケースといえるでしょう。

放射線治療の主流は外から放射線をかける外部放射線治療です。1回の治療時間は、わずか1~2分。放射線で「焼く」という表現が使われますが、からだの温度は2000分の1度も上昇しません。からだに対する負担も少なく、入院しなくても治療を受けることができます。

40 機能や見かけを維持し、からだへの負担は少ない治療法

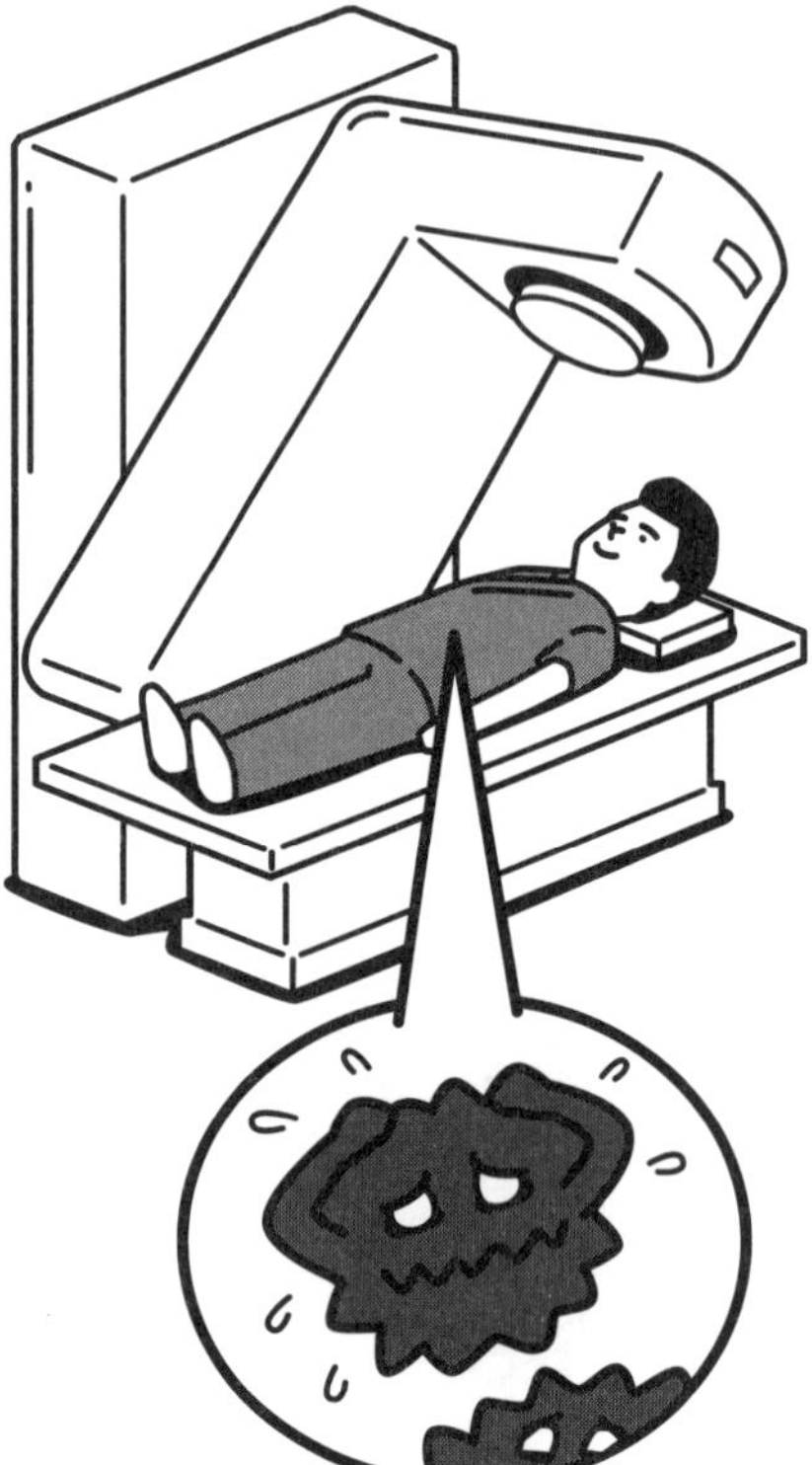

放射線治療の治癒率は、手術とさほど変わりません。がんの病巣を切り取る手術と同じ結果がメスを入れることなく得られるのです。実際、首やのどのがん、子宮頸がん、前立腺がんなど多くのがんで、放射線治療は手術とほぼ同じ治癒率（生存率）を示しています。食道がんでも、放射線と抗がん剤をいっしょに使う化学放射線治療は手術と同じくらいの治癒率です。

機能や見かけを維持し、からだへの負担は少ないので、もっとクローズアップされてもいいはずですが、日本で放射線治療を受けた患者さんは、がん患者の25％程度に過ぎません。アメリカでは66％、ドイツでは60％が放射線治療を受けており、放射線治療に関しては、日本は後進国だといえます。ちなみに、放射線治療の専門医は米国5000人に対し、日本では、その10分の1しかいません。

ただし、放射線治療を受ける患者数は急増しており、10年後には、がん患者の半数が放射線治療を受けると予想されています。

41 放射線治療はハイテク医療の代名詞

放射線というと副作用がつきものと思われがちですが、手術と比べて多いとはいえません。たとえば、食道がんの患者さんを対象に、手術と放射線治療を患者さんの同意を得たうえで、くじ引きで選んでもらって行った研究では治癒率の差はなく、重い後遺症が発生した割合は手術28％、放射線12％でした。

前立腺がんの場合も手術と放射線治療は同じ効果があります。副作用を見ると、手術では尿がもれるようになったり、男性機能が失われたりすることが多いのですが、放射線では、そうしたことは問題になりません。

もちろん、放射線治療にも副作用があります。たとえば、脳腫瘍の治療で髪の毛が抜けたり、おなかのがんの治療で下痢になりやすくなったりすることがあります。

ただ、放射線治療も年々、改善・改良が進んでおり、こうした副作用や後遺症が発生する確率が少なくなってきました。放射線治療技術の進歩は速く、ハイテク医療の代名詞といえます。

放射線治療は「末期がんには気休めにしかならない」という見方があります。がんの根治が見込めない場合でも、症状や痛みの原因となるがん病巣は適切に治療しなければなりません。ただ、がんが転移し、からだのあちこちに広がり、体力が落ちた患者さんにとって、手術や抗がん剤など、からだに負担をかける治療はつらいものがあります。その点、放射線治療は、からだに負担をかけません。

がんの進行を抑えるので、骨に転移したがんによる痛みを減らすのにも効果があり、8割以上のがんに有効です。

42 がんの痛みをやわらげる

緩和ケアで最も大事なのは、痛みをできるだけ早い時期からやわらげることです。がんの痛みはとても強く、痛みがあると、生きていること自体が嫌になるほどだからです。

実際、進行がんや末期がんを患っている方の多くが痛みに苦しんでいます。しかし、痛みは決してがまんする必要はありません。適切に処置することで痛みをゼロにすることができるのです。

がんの痛みをやわらげる決め手はモルヒネや類似の薬物（医療用麻薬・オピオイド）を薬として飲んだり、貼り薬として使用したりする方法です。

麻薬と聞くと、薬物中毒などの悪いイメージがあるようですが、がん患者さんが痛みをとる目的で服用したり、皮膚に貼ったり、ゆっくり注射したりする分には安全な方法です。麻薬を使うと「中毒になる」「寿命が短くなる」「使っているうちに、だんだん効かなくなる」といった迷信がまことしやかに述べられていますが、これらのうわさには、まったく根拠はありません。むしろ、痛み止めを適切に使って、痛みがとれた患者さんのほうが長生きする傾向があるともいわれています。

モルヒネの使用量を見ると、日本はカナダ、オーストラリアの約7分の1、アメリカ、フランスの約4分の1程度で、先進国のなかでは最低レベルです。医療用麻薬全体で比較すると、アメリカの20分の1程度しか使っておらず、アジア、アフリカを含む世界平均以下の使用量です。

医療用麻薬を使わないことで、日本のがん患者さんは激しい痛みに耐えています。実際、日本では、がんで亡くなる方の8割、つまり日本人全体の4人に1人が、がんの激痛に苦しんでいるといわれています。

43 人にやさしいがん治療

やけどやケガをすると、人は手や足を引っ込めたり、かばう動作をしたりします。この場合、痛みは危険信号の役割を果たしています。ところが、がんによる痛みには、そのような意味はありません。むしろ、痛みをがまんしていると痛みに敏感になったり、鎮痛薬（痛み止め）が効きにくくなったりします。食欲が落ちたり、眠れなくなったりするなど、体力を落とす原因にもなります。がんによる痛みは、できるだけ早く取り除く必要があるのです。

放射線は前述の通り、２０００分の1度しか温度があがらないラクな治療です。特に骨に転移したがんによる痛みについては8割以上に有効で、痛みを軽減することができます。単に痛みをとるだけでなく、がんの進行を抑えるので、背骨に転移したがんが骨のなかの脊髄《せきずい》を圧迫して麻痺《まひ》が出るような場合にも効き目があります。

脳に転移した場合も腫瘍へのピンポイント照射が威力を発揮します。放射線治療は単なる気休めではなく、末期がん患者さんにも使用できるほど「人にやさしいがん治療」だといえます。

放射線は、がん細胞だけでなく、正常細胞のDNAも傷つけますが、正常細胞は、がん細胞より傷を治す能力に優れています。がん細胞が、そのうち死滅したり、免疫細胞に食べられてしまったりするのに対し、健康な細胞はあまり影響を受けません。

また、放射線をあてたがん細胞は免疫細胞の攻撃を受けやすくなります。がん細胞はもともと自分の細胞ですから、免疫細胞からすると異物に見えないので、攻撃しにくいのですが、放射線をあてると性質が変わり、異物としてとらえやすくなります。放射線で、がんをクローズアップするわけです。

……column

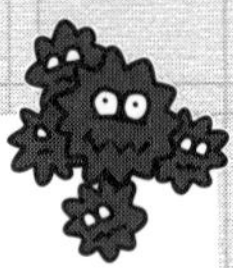

「がん」に負けないための3つのステップ

①ちょっとした不調でも軽視しない

検診で「がんの疑いあり」とされたり、自覚症状があったりしたときは、ただちに病院へ。

②治療方法は自分で決める

がんであることが判明したら、告知され、部位やステージ（進行度）が明らかになり、治療方針・方法が選択される。医師に相談したり、自分でも情報収集をしたりして、最もよい方法で治療を。診断や治療方法に不安を感じた場合は別の病院・医師にセカンドオピニオンを求めよう。

③よい医師を選ぶ

理想の医師は「患者さんにやさしくて腕のいい医師」。コミュニケーション能力の高い医師を選ぶ。

第4章

がんを**治す**

44 胃がんは手術で治す

胃がんは治癒率が高く、初期に発見できれば、ほぼ100%治ります。胃がんは初め胃の壁の最も内側の層である粘膜に生じます。粘膜と、その外側の粘膜下層にとどまっていれば早期胃がんですが、さらにその外側にある筋層や漿膜《しょうまく》下層、漿膜にまで及ぶと進行胃がんとなります。

さらに、近くにある大腸やすい臓に入り込んだり（浸潤《しんじゅん》：がんや腫瘍が隣の組織に侵入すること）、おなかのあちこちに、がん細胞が散らばったり（播種《はしゅ》）、胃の周囲のリンパ節や血液に乗って肝臓などほかの臓器に転移したりします。この段階になると治療は困難をきわめますので、胃がんの場合も、できるだけ早期に発見することがポイントとなります。

病変が浅く、粘膜にとどまっている段階なら、口から内視鏡を入れて、内視鏡で胃のなかを見ながら、ワイヤーを使って、がんと、その周囲の粘膜だけを切り取る内視鏡的粘膜切除術（ＥＭＲ）が有効です。近年は、粘膜下層のがんに対しても、ナイフを使って切り取る内視鏡的粘膜下層剥離《はくり》術（ＥＳＤ）が行われるようになってきました。

内視鏡を使った治療は、おなかを切る必要がないため、からだに負担が少ない。ただし、切り取ったがんを顕微鏡などで詳しく観察し、予想したより病変が深くまで達していたり、がんを完全に取り切れていなかったりした場合は、あらためて外科的手術を行うことになります。

胃を、どの程度切り取るかは、がんの進行具合、がんができた場所などによって異なります。おなかの皮膚に数カ所小さい穴を開け、そこからカメラや器具を入れて、がんを取り除く腹腔鏡手術が行われる場合もあります。開腹手術に比べると傷も目立ちませんが、行える施設が限られています。

45

スキルス胃がんは進行が速い

胃がんの検査技法としては検診などで使われる「胃X線検査」「胃内視鏡検査」のほか、人間ドックなどで行われるヘリコバクター・ピロリ菌の感染を調べる血液検査「ヘリコバクター・ピロリ抗体検査」、胃粘膜の老化度を調べる「ペプシノゲン検査」などがあります。

胃X線検査は造影剤のバリウムと胃をふくらませる発泡剤を飲んで、X線で胃のかたちや粘膜をチェックするものです。胃がん以外に、良性のポリープや潰瘍《かいよう》なども発見されます。胃内視鏡検査は口もしくは鼻から内視鏡を入れ、胃の中を直接観察する方法です。がんの発生が疑われる部位を詳しく観察したり、場合によっては胃の粘膜に色素をつけたり、細胞を採取したりします。

治療法も日々進化しています。ピロリ菌が胃がんの原因であることがわかってきたので、内視鏡的治療の後、ピロリ菌を除去すれば胃がんが再発する可能性を3分の1に減らすことができます。

進行がんの場合、胃から少し離れたリンパ節まで切り取るD2郭清《かくせい》（リンパ節郭清）などの技法が発達し、治癒成績があがってきました。

胃を切除して胃がなくなってしまったり、小さくなってしまっても、消化のよい食べ物を、よく噛《か》んで、ゆっくり食べることで、安定した食生活を送ることができます。「胃がなくなった」と悲観するには及びません。

ただし、胃がんのなかでも油断ならないものがあります。スキルス胃がんです。普通の胃がんと異なり、粘膜の表面の異常が少ないことから、通常のX線検査や内視鏡検査での発見が難しい。進行が速いのも特徴で、診断がついた時点で60％に転移が見られ、進行がんになっています。

46 乳がんは女性の20人に1人がかかる

乳がんは女性がかかるがんのトップです。これも食生活の欧米化が原因といわれています。30歳代から患者が増加し、40歳代でピークを迎えます。30～40歳代の女性は自己チェックと検診が欠かせません。

乳がんは乳腺の細胞に発生します。大きさが0・5～1センチくらいになると自分で触ってわかるくらいのしこりになり、自己チェックによって見つかることがあります。

乳がん検診では、ある程度の大きさになれば、視触診だけでも発見できますが、乳房専用のX線撮影「マンモグラフィー」や超音波で調べる「乳房超音波検査」などが行われます。早期発見のためには、がん検診が有効ですが、検診の受診率は日本では20％程度で、受診率を、どのようにしてあげるかが大きな課題となっています。近年は「乳がんの早期発見・早期診断・早期治療」の大切さを呼びかけるピンクリボン運動なども盛んになってきました。20歳以上の方は2年に1回、必ず乳がん検診を受けるようにしましょう。

自己チェックの方法

自己チェックの日を決め、月に1回、定期的に実行します。タイミングとしては月経が終わって1週間以内の乳腺が最も安静なころをメドに。閉経後は覚えやすい日に決めましょう。

1 まずは目でチェック

①両手を下ろしたラクな姿勢で鏡の前に立ち、乳房の形、大きさ、皮膚のでっぱりやくぼみ、乳頭の形に変化がないかチェック。
②両手で腰を強く押さえて、①と同様にチェック。
③両手を頭のうしろで合わせて①と同様にチェック。鏡に映す角度を変えて見ると、さらに効果的。

2 しっかり触ってチェック

お風呂やシャワーのときに
①左乳房には右手、右乳房には左手を使う。
②3、4本の指をそろえ、指の腹でしこりがないか調べる。
③石けんがついた手で、ぬれた乳房をよく触る。
④わきの下から乳首に向かって、うず巻きを描くように指をすすめる。
⑤素手で乳房を洗う習慣をつける。

3 横になってチェック

①調べる乳房の下に折ったタオルなどを入れ、乳房を平たくしてから調べる。
②調べる乳房側の腕を曲げ、手は頭のうしろにまわす。
③3、4本の指をそろえ、指の腹でしこりがないか調べる。
④わきの下から乳首に向かって、うず巻きを描くように指をすすめる。

47 中高年層は要注意の卵巣がん

乳がんが比較的若い世代に多いのに対し、卵巣がんの7割は閉経後に見つかっており、50歳代から70歳代の中高年層に多いがんといえます。

卵巣がんがやっかいなのは、初期の段階では自覚症状がまったくといっていいほどないこと。そのため、しこりや圧迫感、尿が近くなるなどの症状があって初めて病院へ行き、がんが発見されることが多いのです。

画像診断が有効でないので、早期発見が難しく、がんが卵巣内にとどまっているときに発見されるのは、卵巣がん患者の3分の1程度に過ぎません。その場合の治癒率は8割近くに達します。

初期の場合は手術、転移していた場合は手術と抗がん剤治療が併用されます。手術は初期の場合でも、進行している場合でも、できる限りの腫瘍《しゆよう》を切除し、残存する腫瘍を少なくします。

大きく切り取るのが基本で、病巣のある卵巣はもちろん、転移しやすい大網（腸をおおっている脂肪組織）、リンパ節、さらには腹腔《ふくこう》内で転移した部分をできるだけ切り取るために、大腸や小腸の一部、脾臓《ひぞう》などを切除することもあります。

また、卵巣がんは固形がん（血液以外のがん）のなかでは化学療法の効果が大きいがんで、転移していた場合、抗がん剤を利用した化学療法が欠かせません。

具体的にはタキソール、パラプラチンの2つの抗がん剤を組み合わせた治療などが行われます。

卵巣がんに放射線治療が行われるケースは少ないのですが、脳に転移した場合などは抗がん剤より有効な方法とされています。

48

大腸がんも手術で治す

大腸がんも治りやすいがんです。早期がんであれば内視鏡的手術や開腹手術で100%近く完治させることができます。進行がんでも手術が可能な時期であれば、肝臓や肺への転移があったとしても完治の可能性があります。

40歳以上の方は年に1回検診を受けるようにしましょう。一般的に大腸がん検診では便潜血検査（出血しているかどうかをチェックする検査）、人間ドックなどでは全大腸内視鏡検査が行われます。

検診の結果、大腸にポリープが発見されたとしても、悲観する必要はありません。検診で見つかる大腸ポリープの約80%が腺腫性《せんしゅせい》ポリープと呼ばれる良性のポリープだからです。

ただし、良性といっても、大きさ5ミリ以上のものには、がん細胞が潜んでいる危険性があり、内視鏡で切除します。5ミリ未満のポリープは、がんの可能性が低いため、原則として切除する必要はありません。

残りの20％のポリープは過形成性ポリープと呼ばれ、がん化することはきわめてまれです。一部の大きくなったものを除き切除しません。

大腸がんは、がん細胞が発生した部位によって結腸がんと直腸がんに分類され、性質や症状、治療法が、まったく異なります。

症状を見ると、直腸がんや左側結腸がんは「血便」「便が細くなる」「残便感」「腹痛」「下痢と便秘の繰り返し」など排便に関係する症状が多く、なかでも血便が多く見られます。よく痔《じ》と勘違いして放置する人がいるので、注意が必要です。

右側結腸がんは「腹痛」「血便」「貧血」「便秘」などの症状がありますが、わかりにくいので、年1回の検診が欠かせません。

49

日本で一番増えている前立腺がん

前立腺は男性の膀胱《ぼうこう》の下に位置し、精子の運動や保護に関係しています。前立腺がんも食生活の欧米化によるもので、患者数は、この30年で15倍以上になりました。日本で一番増えているがんといえます。

早期発見のためには「PSA（前立腺特異抗原腫瘍マーカー）」を使った血液検査が有効です。PSAは腫瘍マーカーのなかでも信頼度が高いものの1つです。肛門から指を入れ、前立腺の表面の様子や硬さを調べる「直腸診」、がんの大きさや浸潤の有無の診断に有効な「超音波検査（経直腸的超音波診断）」などを行うこともあります。

高齢になればなるほど、かかりやすくなりますが、進行が遅いので、何十年も症状が出ないことも少なくありません。治療の必要がないことも多く、「高齢者が墓場まで持っていくがん」といわれています。

治療法は手術、放射線治療、ホルモン治療の3つです。一番実績のあるのは手術ですが、尿もれや男性機能の喪失といった後遺症が発生することがあります。手術一辺倒ではなく、選択肢として放射線治療を考えてみましょう。

放射線治療には外部から放射線をあてる外部照射と、前立腺にアイソトープ(放射性同位元素)を埋め込む小線源《しょうせんげん》療法があります。小線源療法は早期のがんに有効な治療法で、1~3泊程度の入院ですみ、からだへの負担や後遺症が少ないなどのメリットがあります。

ホルモン療法は主に進行したがんで使われます。1カ月、3カ月といった一定のタイミングで注射することで、男性ホルモンの分泌を抑えます。副作用として、男性機能を喪失したり、発汗・のぼせなどの更年期症状が出たりする場合があります。

50 がん死亡者数第1位、肺がん

肺がんは日本のがん死亡者数第1位で、5～10年生存率は10～15％にとどまっています。なかなか治りにくく、やっかいながんの1つといえます。原因の70％は喫煙によるもので、タバコを吸う人が肺がんになる危険性は男性でタバコを吸わない人の4～5倍、女性で2～3倍に達します。

喫煙は大敵です。自分と家族の健康を守る努力をしなければいけません。禁煙を5年続ければ、肺がんになる確率は半分に減ります。10年続ければ、前がん状態（がんになる確率が比較的高い病変）の細胞が修復されます。口《こう》腔《くう》、咽頭《いんとう》、食道、膀胱、腎臓、すい臓などが、がんになる確率も格段に低くなります。

肺がんには小細胞肺がんと非小細胞肺がんの2種類があり、性質や治療法が大きく異なります。

小細胞肺がんは増殖のスピードが速く、脳などに転移しやすい悪性度の高いものですが、抗がん剤と放射線治療が、よく効きます。脳への転移が見つからなくても、予防的に脳に放射線をあてる場合もあります。

非小細胞肺がんは早期の場合、肺の3分の1から半分を切り取る切除手術を行います。最近は早期のがんに対してピンポイントで行う放射線治療が手術と同じ程度の効果があることがわかってきました。手術ほど、からだに負担をかけないので、放射線治療を選択する人が増えています。

ある程度進行している場合は、抗がん剤と放射線治療を組み合わせた治療を行います。

肺がんも早期発見がとても大事です。40歳以上の方は年に1回、検診を受けるようにしましょう。検診では胸部X線写真やCT検査などが行われます。

51 肝臓がんの主な原因は肝炎ウイルス

肝臓は体内で最大の臓器です。肝臓がんの9割が肝臓の細胞に発生する肝細胞がんで、男性に多く、発生率は女性に比べて約3倍になります。5年生存率は全体で30〜40％程度で、治りにくいがんの代表といえます。

ウイルスが発生にかかわっている感染症型のがんで、主な原因は肝炎ウイルスにあります。肝炎ウイルスは肝臓の細胞内で増殖していくウイルスで、A、B、C、D、E型など、さまざまな種類がありますが、日本の肝臓がんの80％はC型肝炎ウイルス、15％はB型肝炎ウイルスが原因となっています。肝炎ウイルス感染者の実数はわかっていませんが、数百万単位でいることは間違いなく、それだけ肝臓がん予備軍が存在することになります。

感染経路は血液を介してのものが大半。かつては母子感染のほか、血液製剤による輸血や注射針の使い回しなどでも感染しましたが、現在は採血時のチェック、使い捨ての注射針の導入などで、この経路を通しての感染はなくなりました。

肝炎ウイルスに感染したら、10〜20年かけて慢性肝炎→肝硬変→肝臓がんへと進行していきます。肝臓がんには特別な症状がなく、食欲不振、腹水、黄疸《おうだん》、食道・胃の出血など慢性肝炎や肝硬変と似た症状があらわれます。

治療法としては手術のほか、局所療法、肝動脈塞栓療法などがあります。局所療法とは皮膚の上から、がん細胞に対してエタノールを注射したり、ラジオ波などの熱で、がん細胞を焼き殺したりする療法をいいます。肝動脈塞栓療法は、がん細胞が肝動脈から酸素や栄養を得ている性質を利用して、肝動脈の血管にスポンジなどを詰めて、血液が流れないようにして、がん細胞を死滅させる療法です。

52 子宮がんは手術と放射線治療で治す

子宮がんには子宮の出口付近にできる子宮頸《けい》がんと、胎児が入る子宮体部にできる子宮体がんの2種類があります。

子宮がん全体の約7割を占める子宮頸がんは30〜40歳代に多く、この世代だけを見ると、10万人あたり30〜40人がかかります。

ただし、増殖のスピードが非常に遅く、正常な細胞が、がん細胞になる前の変異（異型細胞）を見つけることが可能で、早期発見しやすいがんの1つです。20歳以上の人は2年に1回、検診を受けるようにしましょう。2009年には子宮頸がんの予防ワクチンが日本で初めて承認され、その普及が期待されています。

子宮頸がんの治療は手術が主流で、日本では手術が8割を占めています。欧米では逆に放射線治療が8割で、その治癒率に差はありません。放射線治療では子宮内にアイソトープを挿入する腔内《くうない》照射が中心です。最近では進行がんに対して放射線治療と抗がん剤を組み合わせた化学放射線治療が効果をあげています。

子宮体がんは欧米の婦人のがんでは最も多いがんです。日本でも食生活の欧米化に加え、晩婚化や少子化が進んだことで、子宮体がんが増えてきました。すべての年齢で増加傾向にありますが、特に50歳以降で目立って増えており、この世代だけを見ると10万人あたり15~20人がかかります。

子宮体がんの場合、検診の有効性に限りがあり、通常は検診でチェックできません。月経異常など不審な症状があったときは早めに専門医を受診するようにしましょう。子宮体がんの場合も手術が中心で、手術でがんを切除した後、抗がん剤、放射線治療、ホルモン療法などを行います。

53 最も手ごわいがんの1つ、すい臓がん

すい臓がんは最も手ごわいがんといえます。検診の有効性が確認されていないうえ、治癒率も極端に低い。すい臓は食べ物の消化を助ける膵《すい》液をつくったり、インスリンなど血糖値のコントロールに必要なホルモンを分泌したりします。

早期発見が難しく、早期発見したとしても、周囲に広がっていることが多く、治癒できる早期がんの期間が、きわめて短いのです。完治するのは、がんが1センチ程度の大きさで手術した場合に限られます。明確に危険因子として特定されているのはタバコだけですが、糖尿病や大量の飲酒もすい臓がんの発生率を高めるおそれがあります。

胃に痛みがある、背中が重苦しい、食欲がない、理由もなく体重が減ったなどの漠然とした症状、しかも複数の症状があったら、すい臓がんを疑い、すみやかに病院を訪れる必要があります。「腹部超音波検査」「ＣＴスキャン」などの検査を受け、早期に発見しなければなりません。年間２万人程度がすい臓がんと診断されていますが、死亡者数もほぼ同じ。完治する人がほとんどいないのが現状です。

治療法としては手術、放射線治療、抗がん剤の３つがあります。完治させる治療法として最も有効なのは手術ですが、効果があるのは早期がんだけ。

①ほかの臓器への転移がない

②がんがおなかのなかで広く散らばっていない

③重要な臓器に栄養を運ぶ血管にがんが広がっていない　などの条件をクリアしないと手術は行われません。

手術ができない場合は放射線治療や抗がん剤治療を施します。

54 白血病は「血液のがん」の代表選手

肺がんや胃がん、大腸がん、肝臓がんといった臓器などにできる「固形がん」に対して、血液やリンパ、骨髄など造血器官に発生するがんを「血液のがん」といいます。

白血病は「血液のがん」の代表選手で、骨のなかにある骨髄で血液をつくっている造血幹細胞が、がん化して、白血球が無制限に増えていく病気をいいます。ほかのがんと異なり、先天的（遺伝的）なものも要因の1つであることから、幼い子どもや若い世代も発症します。

進行が速い急性白血病と、比較的ゆっくりと進行する慢性白血病がありま す。急性白血病の患者数のほうが多く、慢性白血病の4倍を数えます。さらに、がん化した細胞の種類によって、リンパ性白血病と骨髄性白血病に分けられます。急性リンパ性白血病の発症のピークは2〜6歳。小児白血病の典型といえます。

白血病の症状としては「顔色が悪く、疲れやすい」「動悸《どうき》や息切れが起きやすい」「鼻血や皮下出血がたびたびある」などがあります。急に鼻血が多くなったら、要注意です。

急性リンパ性白血病には主として抗がん剤治療が行われ、小児では完治が期待できますが、成人の長期生存率は20〜40%程度に過ぎません。急性骨髄性白血病の治療法としては抗がん剤治療、放射線治療、骨髄移植療法などがあり、抗がん剤治療が最も有効です。

慢性骨髄性白血病の治療法としては、発病の原因となる異常たんぱく質を攻撃する分子標的療法、抗がん剤治療、インターフェロン療法、放射線療法などがあり、分子標的療法の効果が大きいことがわかっています。

55 小児がんは子どもの死因の第2位

「小児がん」は子どもの死因として「不慮の事故（予測できない事故）」に次ぐ第2位を占めています。小児がんは大人のがんとは、まったく違う病気だと思ったほうがいいでしょう。第1章で「がんは老化の一種」と説明しましたが、小児がんの場合、遺伝的な要因が大きく、一般的ながんの話は通用しません。成人のがんのように「生活習慣が原因」というわけでもないので、予防も難しい。早期発見・早期治療に力を入れるしかありません。

日本では毎年約2500人の子どもが小児がんになっています。これは、子ども1000人のうち1人の割合です。白血病、脳腫瘍、神経芽《しんけいが》細胞腫《さいぼうしゅ》、骨肉腫、網膜芽腫（網膜のがん）などがあり、骨や血液、筋肉など、からだの内側からできる肉腫が多いという特徴があります。この点、大人になってからできるがん、たとえば大腸がんや胃がん、食道がんなど臓器の表面の粘膜から発生するがんとは根本的に異なります。

小児がんの治療には小児科医、小児外科医、放射線治療医がタッグを組む必要があります。小児科医が抗がん剤治療や骨髄移植を、小児外科医が手術を、放射線治療医が放射線照射を担当し、集学的がん治療に取り組みます。基本は抗がん剤治療と放射線治療です。小児がんの代表的な疾患である急性リンパ性白血病の場合（123頁参照）、抗がん剤投与と並行して副腎皮質ホルモン（ステロイド剤）を使った治療も行われます。

白血病など治りにくい血液疾患の治療の切り札は造血（血液をつくる）幹細胞移植などの骨髄移植です。骨髄移植を実施する際は全身に放射線を照射し、白血病細胞を絶滅させ、リンパ球などの免疫細胞を死滅させます。移植した骨髄を異物だと認識し、免疫細胞が攻撃しかねないからです。

56 頭頸部がんは集学的治療で

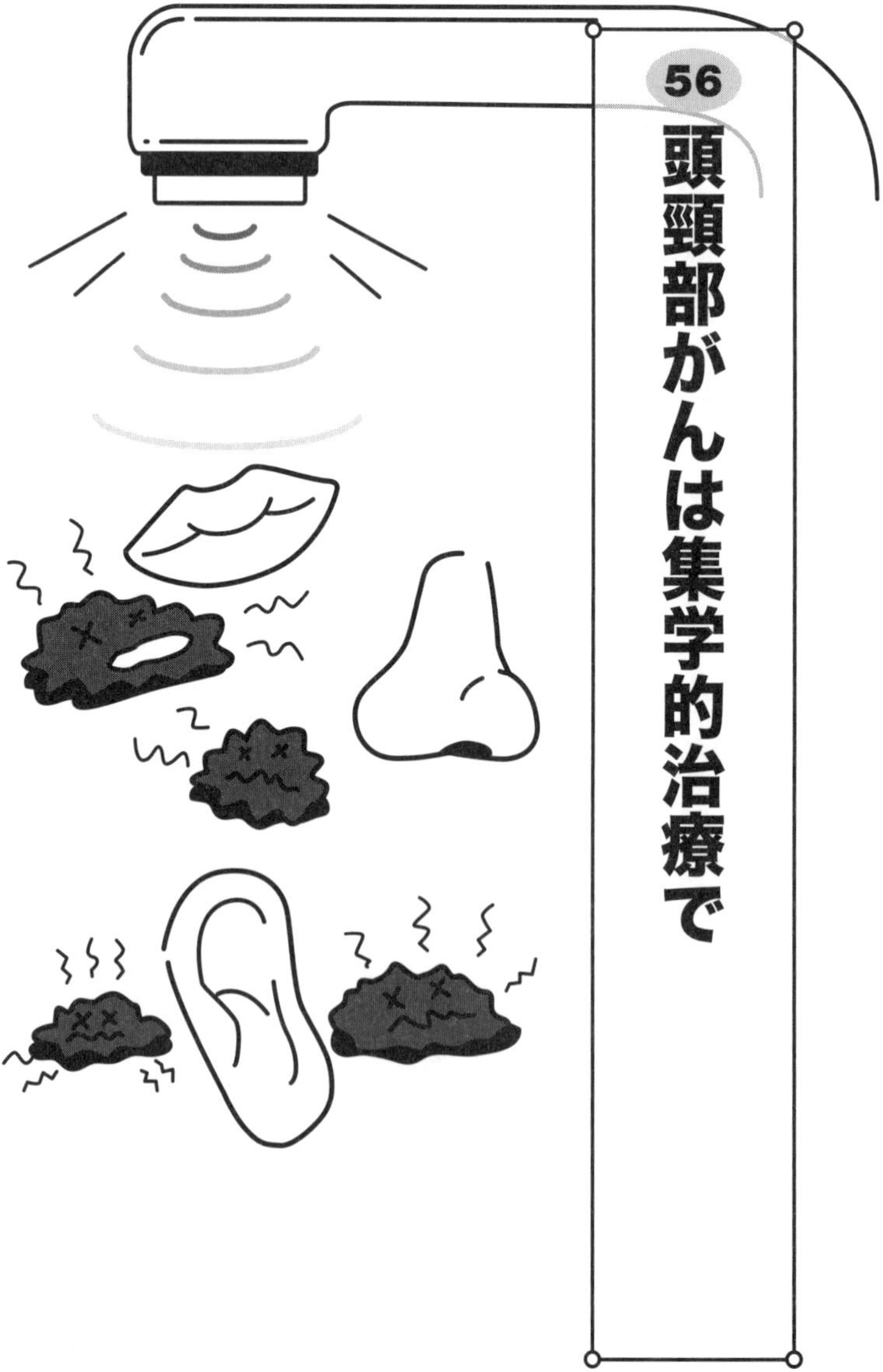

頭より下方で鎖骨より上の頭頸部《とうけいぶ》には耳や鼻、口、のど、顔、頸部（首）など顔と首の全体が含まれています。この部分に発生するがんをまとめて頭頸部がんといいます。そのなかでも発生率が高いのは喉頭がん、下咽頭がん、舌がん、甲状腺がんなどで、上咽頭がんや上顎《じょうがく》がんなども目立ちます。

これらの器官は「話す」「食べる」「飲み込む」「息をする」「においを嗅《か》ぐ」「声や音を聞く」といった、人が生きるうえで不可欠な機能を果たしています。しかも、美容にかかわってくる部分でもあり、手術と放射線治療、抗がん剤治療を組み合わせた集学的治療が行われます。

上咽頭は鼻の突き当たりの部分、中咽頭は口の奥に見える部分、下咽頭はのどの一番底の部分です。上咽頭がんは手術が難しい場所に発生しますので、もっぱら放射線治療が行われます。中咽頭がんは早期なら放射線治療、進行がんなら手術を実施します。下咽頭がんの場合、発見時には6割以上が咽頭まで広がり、頸部リンパ節転移を伴うため、手術が行われます。

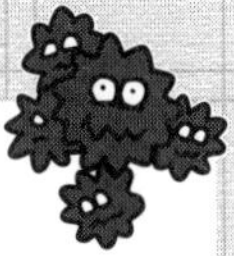

……column

主ながんの特徴とその治療法

胃がん　治癒率が高く、早期発見すれば、ほぼ１００％治る。治療法は手術が中心。からだへの負担が少ない内視鏡切除術もある。

乳がん　女性の20人に1人がかかる。早期発見が肝心で、自己チェックでも可能だが、がん検診を活用したい。かつては広い範囲を切り取る乳房切除術が行われたが、現在は乳房温存術が主流になっている。

大腸がん　検診によって見つけやすいがんの1つ。手術が有効ながんで、早期に発見できれば治癒率も高い。

前立腺がん　治療は手術、放射線治療、ホルモン治療の3つ。手術すると尿もれや男性機能の喪失を伴うことも多く、放射線治療が注目されている。

肺がん　日本のがん死亡者数第1位のがん。部位、進行度によって手術、放射線治療、抗がん剤治療、それらを組み合わせた治療が行われる。

第5章

がんに立ち向かう

57 がんから逃げない

徐々に改善されてきたとはいえ、日本のがん治療には、まだまだ問題が残されています。

「手術が優先され、同程度の治療効果を持つ放射線治療が少ない」

「緩和ケアがなかなか普及しない」

「医療用麻薬の使用量が極端に少ない」

「経済的な負担が大きい」といった問題は依然として解決されていません。

今の日本で「死」に近いのは、がんです。実際には、がんの半数は治るようになりましたが、おおかたの日本人にとって、がんは相変わらずやっかいなもので、できれば話題にしたくないテーマです。その結果、日本人のがんに対する知識は、おそまつなままで、予防や早期発見、検診に対する意識も高まりません。

政府も同じような問題を抱えています。2人に1人が、がんになるというのに、がんに真剣に向き合っているとはいえない。対策を打つためには現状を認識しなければなりませんが、基本的なデータをとるための「がん登録」の制度さえないのです。結核は届け出る義務があるため、さまざまなデータを集めることができ、対策も進みました。ところが、がんには届け出の義務はないので、がんの全体像を把握するデータが集まりません。

隣の韓国では住民登録番号に基づき、がん検診やがん登録のデータがIT管理され、保健所などの施設では住民の受診の有無などをパソコン上で見ることができます。そうしたデータを生かし、電話で受診を薦めるなどして、がん検診受診率は2004年に39%だったものが、2009年には53%と飛躍的にのびました。

58 がんを軽視しない

日頃から、がん対策を練っていないと、いざ、がんになったときに、適切な対応がとれません。がんを告知されたとしても、ヘンに楽観的に「私は大丈夫。絶対治る」と思い込み、がんを軽視する。あるいは、パニックに陥って正常な判断ができなくなったり、意気消沈して治療に対する意欲さえなくなったりする人もいます。

ヘンに楽観的な人は「死なない感覚」を持っているのかもしれません。ある小学校の先生が小学生約400人に対して、アンケートを行った結果、小学生の3分の1が「死んだ人が生き返ることがある」と思っていました。

ゲームなら、リセットすれば、何度でも生き返りますが、現実の世界では死んだ人が生き返ることはありません。一度しかない命。その大切さを実感することで、人生に対する真剣な姿勢が生まれます。死なない感覚は、がん治療では完治だけを望む気持ちにつながります。「悪いところは手術で切り取ってさっぱりしたい」という思いが強く、「がんの痛みをとるより、さっさと原因を治したい」「からだに悪そうな放射線などごめんだ」と緩和ケアや放射線治療に対して拒否反応を示します。がん治療には、さまざまな種類があり、それぞれにメリット、デメリットがあります。比較対照しないと、きちんと見えてきません。

ほとんど初対面なのに「すべてをお任せします」と医師に一任する患者さんもいます。自分のかけがえのないからだと命をおびやかすものに対して、何の知識もなく、自分で判断もできないというのは、人間としてあまりにももったいない。がんを直視し、深く考えて、悔いを残さないようにしたいものです。

59 主治医を信頼する

がんを告知されると、パニックに陥り、正常な判断ができなくなる場合があります。もちろん、告知されたら冷静でいられない気持ちは十分理解できます。がん治療には痛みに苦しむ場合もありますし、身体的に大きな負担を伴う場合もあります。がんをおそれるのは当然のことです。

ただ、おびえて自分を見失うと、ベストとはいえない行動に走ることがあります。たとえば、本に書いてあることをうのみにして、食事に関して「これは、からだによい」「これは、からだによくない」という断定口調のものを信じ、特定のものだけを食べたり、食べなかったりする患者さんがいます。

基本的にバランスのとれたものであれば、好きなものを食べても問題はありません。好きなものをがまんして、好きではないものばかりを食べている患者さんを見ると、「がん治療は苦行ではありませんよ」と声をかけたくなります。好きなものを食べられなくなるストレスもこわい。自分を見失うと、自分が受けている治療に自信がなくなります。「保険医療は安いから悪い治療」「高額の治療が、いい治療」と思えてくるのです。特に、最近はテレビなどで大きくとりあげられるせいか、先進医療が一番いいと思っている患者さんが少なくありません。

ただ先進医療は保険がきかないことが多い。希望する治療を扱っている病院が近くにないこともあります。ともあれ、主治医を信頼してほしいと思います。主治医は一番患者さんのことを知っています。保険診療は長年、研究され、行われてきましたから、臨床データも豊富で、安心して受けられます。

主治医は、そうしたデータと患者さんの症状を照らし合わせながら、治療方針を立てています。まずは主治医の判断で行われる治療を受けるべきです。

60

がんで死ぬのも悪くない

日本は世界一の長寿国です。がんは老化の一種ですから、日本は世界一のがん大国であることを意味します。日本政府にしても、個人にしても、がんの話題から逃げるのではなく、きちんと向き合わなければ、がんとの闘いをスタートできません。

がんや死について前もって考えたことがない人は、がんを告知されると平静ではいられません。意気消沈して、何も手につかなくなる人がいます。進行がんで余命○年といわれたら、絶望のあまり、うつ症状を起こしても不思議ではありません。ただ、よくよく考えてみると、人間は、だれもが死をまぬかれません。日本人の3大死因は、がん、心疾患、脳血管疾患ですから、日本人の多くが、このうちのどれかの病気によって亡くなると考えられます。

この3つのなかでは、がんは、そんなに悪いものではありません。進行がんで余命を宣告されるのは非常につらいものがありますが、逆に考えると、残っている期間に人生の総仕上げに挑戦し、死に対する心の準備ができるというメリットがあります。私たちは、いつかは死ぬと思っていても、それがいつ来るのか、わかりません。自動車事故にあって死んでしまった人は自分の死をまったく予測していませんから、何の準備もできていません。

いつか自分が死を迎えるとき、「やり残しのないように人生を締めくくりたい」「自分の死後、家族が困らないように手を打っておきたい」と思うものではないでしょうか。心疾患や脳血管疾患で亡くなる場合、突然死の可能性が高い。やり残したことがあっても手を打つことはできません。

「残された時間に、人生の総仕上げができる」と思えば、がんにも、それなりのメリットがあることになります。

61

「理想の死に方」はピンピンコロリ？

がんと聞くと「痛い」と思っている人も少なくありません。日本では昔から「ピンピンコロリで死にたい」といわれます。亡くなる寸前までピンピンしていて、コロリと一瞬で亡くなるのが「理想の死に方」でした。

がんは「ピンピンコロリ」とは正反対のイメージで、長い間にわたって痛みで苦しむと思われています。しかし、痛みに対する手だてはあります。それが「緩和ケア」です。緩和ケアとは、ひとことでいえば「苦痛をできるだけ早い時期からやわらげることによって、がんなど命にかかわる病気の患者と、その家族の生活の質（クオリティー・オブ・ライフ）を保つアプローチ」のことです。

患者さんと、その家族は直接的な痛みやからだのつらさだけでなく、「もうダメかもしれない」という死の恐怖や、がんになって失職したことによる経済的な困難などとも闘っています。そうした心の問題にも立ち向かえるように支援する緩和ケアの役割は大事で、治療と緩和ケアは並行して進めなければならないのです。病院に、治療を担う医師と癒《いや》しを担うナース（看護師）の両方がいるのも、いろいろな角度から患者さんを支援するためです。

欧米では患者さんのさまざまな苦しみをやわらげることを目的とした緩和ケアの考え方が確立されています。中世ヨーロッパで、キリスト教の精神をもとに、巡礼者や病人、貧しい人、家族を失った人らの心とからだの救済にあたったホスピチウム（ホテル、ホスピタル、ホスピスの語源）が起源で、長い歴史を積み重ねてきました。日本は、がん医療の後進国ですが、緩和ケアはさらに遅れており、毎日新聞が行った「健康と高齢社会世論調査」によると、緩和ケアを知らない人の割合は72％にのぼっています。

62 痛みがないほうが長生きできる

直腸がんの手術を受けた50歳代の男性の話です。手術は成功しましたが、まもなく下腹部のリンパ腺に再発しました。抗がん剤の治療を始めましたが、転移病巣に激痛があり、患者さんの希望によって抗がん剤治療は中止になりました。痛みのために、がんと闘う気力が失われたのです。

そこで、主治医と協働して緩和ケアを行う専門チームが呼ばれました。チームが主治医や看護師をサポートし、患者さんはほとんど痛みを感じなくなりました。すると患者さんにがんと闘う気力と体力がふたたびわいてきて、抗がん剤治療を再開することになったのです。

モルヒネなどの医療用麻薬を適切に使用することで、がんの痛みはとれます。モルヒネは飲み薬や貼り薬のかたちで定期的に使え、中毒になったり、途中で効かなくなったりすることはありません。副作用で便秘や吐き気が起こることがありますが、下剤と吐き気止めを服用すると防げます。

痛みがなくなった患者さんのほうが長生きする傾向があります。以前、末期のすい臓がん患者さんを対象に、痛み止めが余命に与える影響を調べた研究が行われました。痛み止めの方法の1つに、おなかの奥の痛みを感じる神経にアルコールを注入する「神経ブロック」と呼ばれる方法があります。その神経ブロックに使う液体に、本来のアルコール（痛み止め）を使った場合と、アルコールの代わりに、ただの食塩水を使った場合の生存期間を比較したのです（人道上の問題があり、現在ではこうした研究は行われていません）。

調査の結果、痛み止めを使った患者さんのほうが食塩水を使った患者さんより圧倒的に寿命がのびました。がんの痛みは死期を早める一方、痛みをとることで余命がのびることがわかりました。

63 患者さんも家族も心のケアが必要

患者さんとその家族の生活の質を維持するためには、痛みのケアをベースにして、心のケア、経済的なケア、人生の意味や自分という存在そのものに関係するスピリチュアルなケア、家族のケアなどにも目配りしなければなりません。緩和ケアは、これらを「全人的な苦痛」としてとらえ、患者さんの家族を含めて、支えていこうとしています。

がんを宣告されたら、ショックを受けない人はいません。

スイスの精神科医、エリザベス・キューブラー＝ロスは「死を受け入れる5段階（死の受容のプロセス）」として、

第1段階：否認と孤立

第2段階：怒り
第3段階：取り引き
第4段階：抑うつ
第5段階：受容　のプロセスを示しました。

がんを告知されると、「何かの間違いだ」と否定したり、「もうダメだ」と絶望感に陥ったり、「なぜ自分だけ」とやり場のない怒りをぶつけたり、「これからは困っている人を支えるので、助けて」と神仏に取り引きを申し出たり、疎外感や孤独感に襲われたりします。

ただし、時間が経てば動揺もおさまり、現実と折り合いをつけることが可能になります。8割の人は2週間程度で回復し、がんと向き合えるようになりますが、残り2割は精神的なダメージが大きく、うつや不安障害に陥っているおそれもあります。患者さんだけでなく、家族も自分たちだけで悩まずに、精神科や心療内科など専門家のサポートを受けることも解決策の1つです。

64 仕事と治療は両立できる

がんになると治療と仕事の両立が大きな問題になります。女性の場合、30~40歳代の子育てや仕事で一番忙しい年代のがん患者さんも多いものです。仕事を持つ女性も多いことから、働き盛りの女性を襲うがんは身体的・精神的な面だけではなく、経済的にも大きなダメージを与えます。

少し古いデータですが、2003年の厚生労働省の調査では、がんにかかった会社員の31%が依頼退職し、4%が解雇されています。がん治療には高額の費用がかかる場合もあり、出費は多いのに収入がない状態になりかねません。

ただ、放射線治療や抗がん剤治療を選択すれば、病院を訪れるのは数週間に1回程度ですみます。放射線治療の場合、1回の治療時間は数分程度なので仕事との両立が十分可能です。企業（雇用する側）のサポートがあれば、仕事を続けながら、治療することは難しくはありません。

がんの治療にはお金がかかります。再発・転移があると入退院を繰り返すことになり、さらに出費が重なります。先進医療は保険がききません。

一方では離職したことで収入が途絶え、一方では、がんになったことで出費が増えます。民間のがん保険などを大いに活用するとともに、がん患者さんをサポートする、公的制度の充実を急ぐ必要があります。

現状では、何かしらの保険に加入していれば、「高額療養費制度」が使えます。同じ月に同じ病院で支払う自己負担額が一定の金額を超えた場合、超えた額の払い戻しが受けられる制度です。

患者さんのなかには、そうした制度があることを知らない人もおり、病院からの助言が欠かせません。

65
痛みをとり、人生の総仕上げを

「がんは痛い」と思っている人が多いのですが、痛みを緩和することは可能です。残された期間を悔いのないように生きて、死に対する準備をするためには、痛みはできるだけとらなければなりません。痛みのために気力や体力が奪われ、集中力が続かなくなるからです。

ある肺がん患者さんは、会社の経営者でしたが、診察を受けた時点で、すでにがんは全身に広がっていました。ご本人の希望があり、「余命は約3カ月程度」と告知したところ、残された期間で会社を整理したいとの意向でした。

骨にがんが転移していたため、激痛がありましたので、モルヒネの飲み薬を薦めたのですが、「からだに悪いし、命が縮まる」と拒否されました。麻薬は適切に使えば、中毒性はありませんし、痛みがなくなる効果は大きい。その男性は頭のなかでは死を理解しても、心では受け入れられなかったのだと思います。結局、その男性は激しい痛みのため、会社の整理は思うに任せなかったと聞きました。

こんなケースもあります。あるキャリアウーマンの乳がん患者さんは30歳代半ばで亡くなりました。診察したときは、がんが全身に広がっており、抗がん剤を使っても完治しないことをお話ししました。抗がん剤の治療効果と、からだへの負担を説明したところ、抗がん剤治療はしないと決断されました。治療が必要な部分は放射線治療で治し、あとは旅行に行かれたり、好きなワインをたしなんだり、生活を存分に楽しまれたようです。そして、最後は悠然と死を受け入れておられました。最後まで人間としての尊厳を損なわず、死に臨まれたのです。

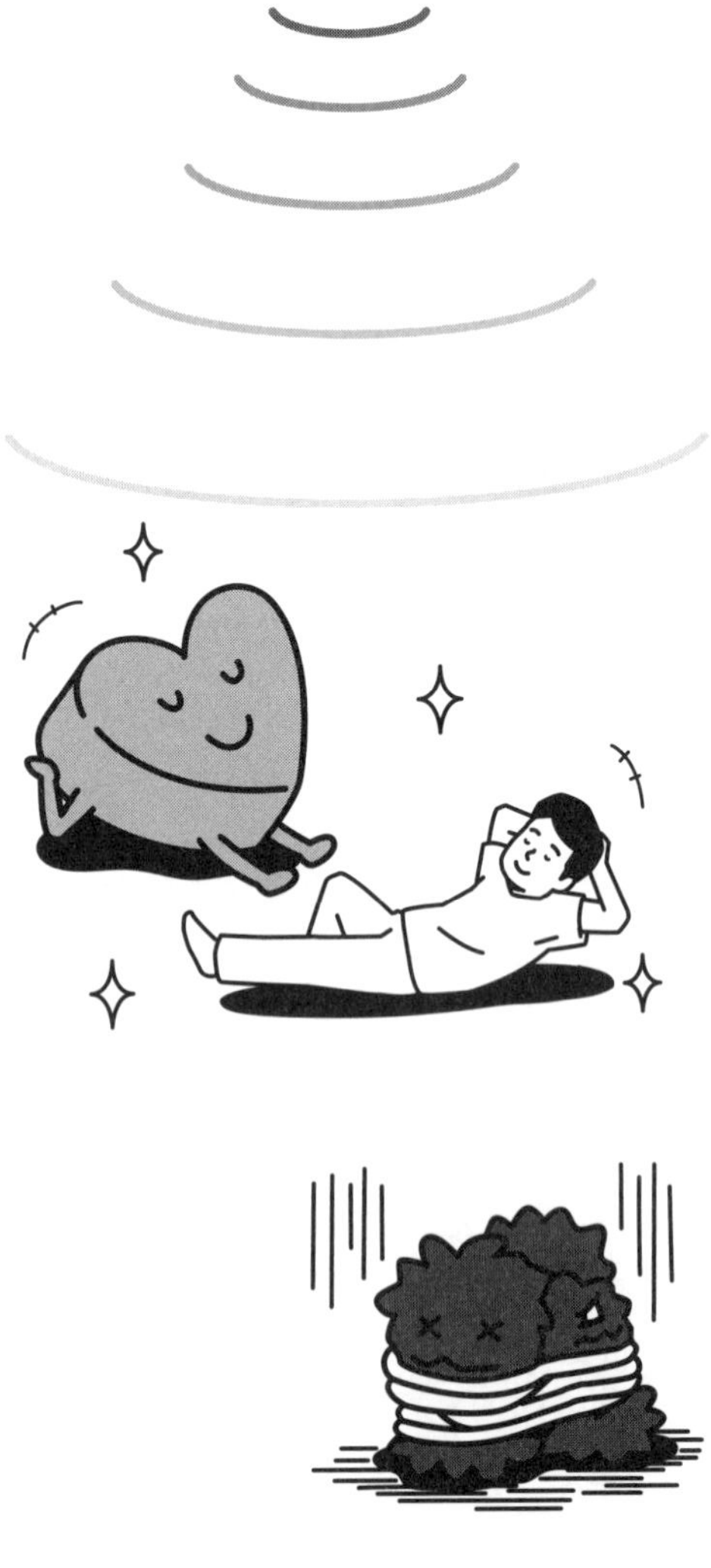

66 「治す」と「癒す」がおぎない合う

「治癒」という言葉は「治す（治療）」と「癒す（ケア）」から成り立っています。病院に医師と看護師の両方がいるのも同じ理由です。医師だけがいて治療だけを行う病院もなければ、看護師だけがいてケアだけを行う病院もありえません。医療では常に「治す」と「癒す」の両方が提供されるべきです。医療の現場では「治す」と「癒す」のバランスを、うまくとることが大事です。がん治療でも、治療とケアは常に両方とも必要で、病状によってウェイトが変わってくるだけなのです。

早期のがんでも告知で傷ついた心のケアが必要になります。どんなに末期でも、がん治療が必要な場合もあります。がんが脳へ転移したり、背骨に移って脊髄《せきずい》を押しつぶしたりすると、手足の麻痺《まひ》が出ることがあります。こうした場合には痛みをとるだけでなく、麻痺も治せる点で放射線治療が有効です。放射線治療は「治す」と「癒す」の橋渡しになるのです。

67 がんになっても、普通の生活ができる

　がんになったからといって、生活上の制約は、ほとんどありません。「運動やスポーツなどはしないほうがいいのでは」と考える患者さんもいますが、がんが骨へ転移し、激しい運動をすると骨折する危険性があるような場合を除いて、何の問題もありません。むしろ、いったん治癒した場合、再発を予防するためにも、適度な運動が望ましいといえます。週に1～2度は汗をかくような運動やスポーツを続けてみてはいかがでしょうか。

　タレントの間寛平さんはマラソンとヨットで地球を一周する「アースマラソン」に挑戦しました。その途中、メディカルチェックで腫瘍マーカーの数値が高くなっていることがわかり、精密検査をしたところ、前立腺がんであ

ることがわかりました。ホルモン治療を受けながらアースマラソンを続けましたが、ホルモン治療では、がんを完治させることはできません。そこで、中央アジアのトルクメニスタンで、いったんマラソンを休止し、アメリカの病院で放射線治療を受けました。治療は成功、治療後2週間足らずでマラソンを再開し、見事、マラソンとヨットによる地球一周を成し遂げました。

食事については担当医の指示にしたがってください。胃がんなどの消化器系のがんを除くと、食事の制約も驚くほどありません。ただ、たとえば白血球の数値が下がった場合、抵抗力が落ちますから、「生ものを避けるように」といった具体的な指示があるはずです。「闘病中の食事」「再発を防止する食事」も「塩分や肉は控えめで、野菜はたっぷり」のバランスのよい食事をお薦めします。好きなものを食べない禁欲的な食生活には賛成できません。ストレスもたまります。がんになったからといって、食べてはいけないものなど、まずありません。

68 家族は聞き役に徹する

がんになったとき、家族は、どのように接すればよいのでしょうか。

医師から告知するかどうか確認されたら、本当のことを伝えるようにしましょう。本人にいきなり伝えては精神的なショックは大きいでしょうから、少しずつやわらかく伝える必要があります。

本当のことを隠したまま、治療を続けるのは難しいですし、放射線治療や化学療法を選択した場合、病名を隠すのは不可能といえます。いずれにせよ、治療が進むにつれて、患者さんも、おおよその見当がつくものです。本当のことをいわない医師や家族に不信の念を抱《いだ》きかねません。患者さんが医師や家族を信頼できなくなるようなことは避けるべきです。

むしろ、本当のことを話したうえで、患者さんといっしょに、がんに立ち向かうようにしましょう。がんや治療方法についての情報を集めたり、患者さんを支援したり、家族にしかできないサポートの仕方があります。

大事なことが2点あります。

第1に、家族は辛抱強く、患者さんの話に耳を傾けることです。相手の話に、うなずいたり、あいづちを打ったりしながら、ときどき目線を合わせて、患者さんがあなたにとって、かけがえのない人であることを伝えましょう。話す時間は患者さんが8割、あなたが2割程度で十分です。まずは聞き役に徹します。

第2に、患者さんを肯定することが大事です。体調が悪いときなどは「がんばれ」と励ますのではなく、「がんばっているね」とねぎらいましょう。患者さんの話が悲観的だからといって頭から否定してはいけません。まずは肯定して話を合わせることです。アドバイスは求められない限り不要です。

69

家族にもストレスがかかる

家族は、がん患者さんをサポートする立場ではありますが、家族にかかるストレスも、なみたいていのものではありません。家族の心は患者さんの病気の経過に大きく左右されます。いわば、家族は「第2の患者さん」でもあるのです。

患者さんが進行・末期がんで「もう治らない」と告げられ、残された時間が少なくなったときに大きな試練が襲います。患者さんが、やがていなくなってしまうという喪失感と、患者さんのために何もできなかったという無力感が家族の心を責めさいなむからです。

患者さんが死ぬことを話題にしたり、いっしょにテレビで難病患者のドラマなどを見たりしたときには、いたたまれない気持ちになります。新聞や雑誌などの「がん」という文字を患者さんが目にしているのを見ただけで、何かしらのショックを感じるものです。

進行・末期がんの患者さんが経験する精神状態に「せん妄」があります。がんの進行や薬剤の作用などにより、一時的に脳の働きが停止したり、人が変わったように大暴れしたりすることです。家族にとっても、対応が難しい状態ですが、大半は一時的なもので、治療も可能です。自宅で療養している際、そうした症状が出たなら、担当医とよく相談してください。

緩和ケアは家族や遺族も治療の対象としています。つらいときは、遠慮せずに悩みを打ち明けてください。

また、緩和ケア病棟の利用を考えてもいいかもしれません。緩和ケア病棟は患者さんと家族の全人的な苦痛をやわらげることを最も重要な使命と位置づけ、医師や看護師、薬剤師、カウンセラー、ソーシャルワーカー、ボランティアらがチームを組んで、患者さんと家族を支援する活動を行っています。

患者さんや家族がくつろげるスペースがあり、面会時間も制限が少なく、家族がともにする時間を確保するには、もってこいです。家族の生活を守ることもできます。その半面、がんの治療には、やや消極的といえます。緩和ケア病棟のある病院は国立がん研究センターの「がん情報サービス」のサイト（159頁参照）から調べることができます。

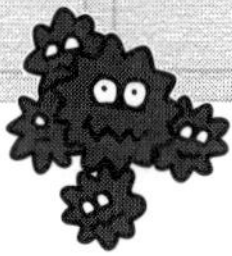

……column

自分や家族ががんになったときに思い出してほしいこと

①がんと向き合う

今や、がんは個人にとって最強の敵といえる。打ち勝つためには、がんに対する認識を深めなければならない。

②自分のがんを知る

がんに関する知識がないと、告知されたらパニックに陥り、ベストといえない行動をとってしまうことがある。がんの種類や状態は千差万別。まず主治医を信頼し、そのうえで自分のがんについて情報収集しよう。

③がんの痛みはゼロにできる

がんの痛みは死期を早め、痛みをとることで余命がのびる。モルヒネなどの医療用麻薬で、からだの痛みはゼロにできる。

④心とからだの痛みをやわらげる

がんの痛みや苦しみをやわらげるのが緩和ケアの役割。医師、看護師、カウンセラーなどの専門チームがケアにあたる。緩和ケアは患者や家族の心のケアやスピリチュアルなケア、経済的なアドバイスも行う。痛みをとることで、がんと闘う気力と体力がわいてくる。治療しながら、仕事をこなすなど日常生活を送ることも可能だ。

⑤がんで死ぬのも悪くない

余命を宣告されるのはショックだが、半面、残された時間が明確になることで、家族のために手を打ち、人生の総仕上げを飾り、悔いのない時間を過ごせるというメリットがある。その間に人生や死に対して思索を深めることで、最後まで人間としての尊厳を失わず、悠然と死に臨むことができる。

がんを知るための書籍とサイト

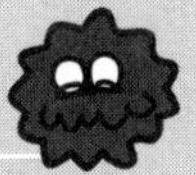

がんについてもっと知りたい人へ
著者が薦める書籍とサイト

◆書籍

『がんのひみつ』 中川恵一（朝日出版社）

『死を忘れた日本人』 中川恵一（朝日出版社）

『がんの練習帳』 中川恵一（新潮社）

『がん患者学』Ⅰ～Ⅲ　柳原和子（中央公論新社）

『がんを生きる』 佐々木常雄（講談社）

◆サイト

国立がん研究センターの「がん情報サービス」
http://ganjoho.jp/public/index.html

がん研有明病院　サポート・ご相談
http://www.jfcr.or.jp/hospital/conference/index.html

日本対がん協会
http://www.jcancer.jp/

がん情報サイト
http://cancerinfo.tri-kobe.org/

《参考文献》
『あなたはがんを知っていますか？』加藤大基（秀和システム）

〈著者プロフィール〉
中川恵一（なかがわ けいいち）
1960（昭和35）年東京生まれ。東京大学医学部附属病院放射線科准教授、緩和ケア診療部部長。東京大学医学部医学科卒業後、スイスのポール・シェラー・インスティチュートに客員研究員として留学。著書に『がんのひみつ』（朝日出版社）、『がんの練習帳』（新潮社）などがある。

がんで死ぬのはもったいない
2013年4月25日　第1刷発行

著　者　中川恵一
発行人　見城 徹
編集人　福島広司

発行所　株式会社 幻冬舎
〒151-0051　東京都渋谷区千駄ヶ谷4-9-7

電話　03(5411)6211(編集)
03(5411)6222(営業)
振替00120-8-767643
印刷・製本所：株式会社 光邦

検印廃止

ISBN978-4-344-02381-9　C0095
幻冬舎ホームページアドレス　http://www.gentosha.co.jp/

この本に関するご意見・ご感想をメールでお寄せいただく場合は、
comment@gentosha.co.jpまで。